rowohlt

Sabine Lenz

Die Fähigkeit zu sterben

Meine psychologische Arbeit
mit Krebskranken

Rowohlt

2. Auflage September 2017

Lektorat Susanne Frank
Satz aus der Concorde PostScript
Gesamtherstellung CPI books GmbH, Leck, Germany
ISBN 978 3 498 03803 8

Inhalt

Einleitende Gedanken

Für krebskranke Menschen steht das organische Geschehen im Mittelpunkt all ihrer Befürchtungen und Hoffnungen. Daher sprechen sie, auch wenn sie zur Psychologin kommen, zunächst über ihre Krankheit. Sie bewegen sich in ihren Chemotherapie-Zyklen wie Fische in heilsamgiftigen Gewässern, während mir die Finger steif bleiben beim Notieren der komplizierten Behandlungsschemata. Die Menschen leiden unter den chirurgischen, zytostatischen und radiotherapeutischen Nebenwirkungen und wollen psychoonkologische Hilfe wegen des Haarverlusts, gegen die Zerschlagenheit, für den Durchhaltewillen. Und immer wieder gegen dieses Meer aus Angst, das sie hinaus und in die Tiefe zöge, wenn wir nicht Strände, Dünen und Wälle, so weit das Auge reicht, davor lagern würden. In der Psychoonkologie werden allgemein menschliche bestürzende Vorstellungen in persönlich besänftigende Vorstellungen verwandelt. Aber immer wieder kämpfen wir uns auch an der Seite unserer PatientInnen durch ein Stück Leben, welches unsäglich flach und leer vor ihnen liegt, eine Todeslandschaft ohne jede Erhebung, nichts, woran das Lebendige in ihnen sich festmachen kann.

Bei den meisten springen die Krankheitsgeschichten irgendwann von selbst in größere Zusammenhänge und werden zu Lebensgeschichten. Dann bedeutet psychoonkologische Arbeit nichts anderes, als dass man als Psychotherapeutin in der Onkologie arbeitet. Es geht um vielfältige Entwicklungs- und Lösungsprozesse, allerdings ausgehend von einer erschreckenden Erfahrung und der Unruhe, die nicht aufhört, unterschwellig mitzulaufen, auch wenn es gegenwärtig keinen Anlass dafür gibt. Aber plötzlich ist sie wieder da und nimmt in einem Bild, in einem Traum Gestalt an: Ein Wolf hetzt durch einen unendlichen Wald. Er jagt dahin mit aufgerissenen Augen und in wilder Kraft, seine Reißzähne ragen scharf aus den dunkelroten Lefzen. Der Wolf jagt niemandem hinterher, er selbst wird gejagt, von einem räudigen Stück Fell, das auf seinem Rücken sitzt. Er will es verzweifelt abschütteln, aber das fremde Fell ist verwachsen mit seinem eigenen, es rennt mit, egal wie schnell und wie lange der Wolf rennt. Er rennt umsonst, aber er kann trotzdem nicht aufhören zu rennen.

Wenn die Menschen um ihr Leben rennen, dann kehren wir aus den großen biographischen Geschichten zurück zu den akuten onkologischen Geschichten. Wenn die Frist des Lebens, der Grund des Sterbens erschreckend deutlich Gestalt annimmt, treten alle anderen Probleme in den Hintergrund. Dann arbeiten wir an dem Schrecken, der immer ein Zeitschrecken ist: Wie lange lebe ich noch?

Wann muss ich sterben? Die Zeitachse endet für uns alle beim Tod. Man kann als gesunder Mensch darüber philosophieren oder melancholisch gestimmt sein – für Krebsbetroffene ist die Frage nach der Zeit die gefährliche Frage schlechthin. Sie lädt ein zu Angst- und Stressmustern, diese auf einmal kürzer gewordene Zeit. Das, was von ihr noch bleibt und genutzt werden könnte, wird verschattet vom Ende der Zeit.

In den vorliegenden Geschichten wird am Ende fast immer gestorben, nicht weil in der Onkologie immer, sondern weil in der Onkologie auch gestorben wird. Dieser Aspekt bewegt die Betroffenen und Angehörigen am meisten, auch mich bewegt er am meisten. Während die Patienten verständlicherweise nach rettenden Alternativen in der Realität und in der Phantasie suchen, erzählen die meisten meiner Geschichten von der langsamen Annäherung an den Tod. Es gibt genügend Ratgeber- und Hoffnungslektüre zu diesem Thema; dies hier ist eine Requiem-Sammlung, in der ich nicht nur Krebsbetroffener gedenke, deren Leben ich im Angesicht des Sterbens begleiten durfte, sondern auch des Lebens selbst gedenke, das sich auf seiner letzten Strecke ein letztes Mal als ein so eigenes zeigt, dass der uns alle gleichmachende Tod weit entfernt ist. Auch wenn die Geschichten mehrheitlich Sterbegeschichten sind, enthalten sie, wie ich glaube, dennoch Hoffnung. Sie bezieht sich aber nicht darauf, einer unheilbaren Krankheit eine Lebensverlängerung jenseits der medizinischen Möglichkeiten abzutrotzen, sondern darauf, dass das Leben, unabhängig von seiner Dauer, eine gewaltige existenzielle Angelegenheit ist, die gestaltet werden kann, auch in ihren allerengsten Passagen.

Ich bin Psychoonkologin und keine Sterbebegleiterin, daher handeln meine Texte von den alltagsklaren Bewusstseinsprozessen, die sich zu einer Zeit des Sterbens annehmen, in der es gedacht und gefühlt, aber noch nicht durchlebt wird. Die letzten Dinge des Lebens werden im reflektierten Nahkampf mit einer todbringenden Krankheit abgehandelt, und am Ende gewinnen die Betroffenen, indem sie sich ergeben. Es wird erträglicher, sobald sie lernen, sich anzupassen an das, was ist, aber nirgendwo ist die Schere zwischen Müssen und Wollen weiter geöffnet als beim Sterbenmüssen und Nicht-sterben-Wollen.

Je schwächer man wird, desto leichter lässt sich Schicksal akzeptieren. Bei den meisten Menschen gehen die körperlichen Prozesse voraus und zeigen den psychischen den Weg. Alt werden heißt schwach werden, schwach werden heißt lebensmüde werden. Die psychoonkologische Herausforderung besteht darin, Menschen zu begleiten und zu betreuen, die körperlich noch gar nicht oder kaum geschwächt sind von der Krankheit, bei denen das unmittelbare körperliche Befinden keinen Halt und Rahmen bietet, in dem Schicksal akzeptiert werden kann, sondern Psychisches sich ganz allein auf den Weg macht, kopfvoran, orientierungslos, absturzgefährdet. Unheilbare Krankheiten sind deshalb so schrecklich, weil man den Tod vorhersagen kann, ohne dass der Körper davon weiß. Von weitem sieht der Tod viel schlimmer aus als aus der Nähe. Das Schwächerwerden geht Hand in Hand mit der Fähigkeit zu sterben.

Das Todesthema unterscheidet psychoonkologische von anderen psychotherapeutischen Prozessen. Es geht um reale Ängste, deren Ursache nicht zu beheben ist. Wir müssen zu reagieren wissen, wenn ein Patient erfährt, dass er an Krebs erkrankt ist, dass seine Prognose sich verschlechtert hat oder dass es keine medizinische Rettung mehr gibt. Wir arbeiten mit Menschen, die sich in einem Zustand akuter psychischer Traumatisierung befinden, und mit solchen, die realitätsflüchtig sind, weil sie sonst zusammenbrechen würden. Mit den psychischen Folgen tatsächlicher Todesgefahr müssen wir nicht nur menschlich, sondern auch fachlich umgehen können. Wir verfügen über Methoden, mit denen unsere Patienten Todesangst mindern und Erlebensmöglichkeiten in sich entdecken können, die ihnen erlauben, weiterzuatmen, weiterzudenken, weiterzugehen. Dort, wo Krebs zu einer Aufgabe der Akzeptanz von Schicksal wird, helfen wir, innere Einschränkungen zu beheben, die den Weg um ein Vielfaches schwerer machen, als er ist. Die Methoden, die ich praktiziere, entstammen tiefenpsychologischen, lösungsorientierten, trauma- und hypnotherapeutischen

Konzepten sowie dem, was ich von der Philosophie der Lebenskunst auf meinem eigenen Weg verstanden habe.

Weil Krebsbetroffene Zeitbetroffene sind, ist es gerade in der Psychoonkologie so wichtig, dass wir von der Zeit- in die Raumdimension kommen. In imaginativen und Trancezuständen steht die Zeit still und dehnen Körpergrenzen sich aus, Bilder tauchen aus dem Unbewussten auf und besänftigen mit ihrer lebendigen Fülle oder weiten Leere den hadernden Geist. Dann werden sowohl Furcht als auch Hoffnung entbehrlich, denn beide sind assoziiert mit der Zeit. Psychoonkologische Therapie ist sehr oft eine Raumoase in fürchterlicher Zeit. Aus der gegenwärtigen Zeit wird nicht die Hoffnung auf zukünftige Zeit herausgeholt, sondern ein Erleben, das nicht mehr nötig hat, nach der Zeit zu fragen. Über diese punktuellen Erfahrungen, die eine einzige Therapiestunde zu einem Universum an Grund- und Absichtslosigkeit machen, ist allerdings schwerer zu berichten als über die prozesshaften Therapiegeschichten. Sprache kann schlecht erfassen, was jenseits von Sprache geschieht.

So handeln die vorliegenden Geschichten mehr davon, was sich erzählen lässt. Sie verbinden Krebs- mit Lebensgeschichten. Denn immer kreuzt die Krankheit eine Biographie, durchschneidet das Thema des Todes ein Lebensband, das sich zuvor um andere Themen gewunden hat, die nun nicht auf einmal hinfällig geworden sind, sondern im Licht des letzten Kapitels noch einmal mit persönlicher Wahrhaftigkeit vorgetragen werden, bevor die Stimme des authentischen Erzählers für immer verstummt.

Manchmal ist es aber auch nur meine eigene Stimme, die, besessen von einer Lebenslogik, die es so nicht gibt, ein Ganzes in einem Netz von Folgerichtigkeit und Schlüssigkeit zu bergen versucht. Aus Trauer über das Zufällige und zufällig Böse des Lebens konstruiere ich aus den Fund- und Bruchstücken, die mir zugetragen werden, menschenmögliche Zusammenhänge und schreibe Seelenmessen, bevor sie mir zu Staub zerfallen. Denen, die es nicht mehr lesen können, ist dieses Buch gewidmet.

Scham und Schande

Psychotherapie ist der Umgang mit Geschichten, die Patienten uns erzählen. Als Psychotherapeutin nehme ich Einfluss auf diese Geschichten. Ich versuche, die Patienten dahingehend zu beeinflussen, dass aus einer unguten Geschichte eine gute Geschichte wird.

Wir sind uns alle einig, dass Krebs ein schlechter Stoff für gute Geschichten ist. Und dennoch: Ich würde nicht in der Onkologie arbeiten, wenn ich es nicht für möglich hielte.

Im therapeutischen Veränderungsprozess entsteht so etwas wie eine neue Fassung der ursprünglichen Geschichte. Ich helfe den Patienten, eine bessere Version zu finden; manchmal müssen wir sie auch erfinden. Es ist wie ein Drehbuch, an dem wir gemeinsam von Sitzung zu Sitzung arbeiten.

Der Stoff ist vorgegeben: Da gibt es die Krankheit Krebs, in der vorliegenden Geschichte einen ausgedehnten Ovarialkrebs. An diesem medizinischen Befund ist nicht zu rütteln, die medizinischen Drehbücher werden von der Natur und nicht vom Menschen geschrieben.

Die Ärzte versorgen die Patientin mit einer starken

Chemotherapie, die sie erstaunlich gut verträgt. Sie ist Chemikerin und kann zu Beginn der Therapie noch ein teilweises Arbeitspensum bei einer pharmazeutischen Firma bewältigen.

Der Stoff der Geschichte ist erbarmungslos. Die Krankheit breitet sich immer mehr aus im Bauchraum der 56-jährigen Frau, und jeder weiß, warum die Geschichte, an der die Patientin und ich arbeiten, eines Tages abbrechen wird.

Es ist jedoch ausgeschlossen, dass sie und ich das mögliche Ende thematisieren. Auch der behandelnde Onkologe darf es auf keinen Fall tun.

Nun ist der Moment gekommen, wo aus einer medizinischen Geschichte eine psychologische Geschichte wird. Ich fürchte ihn immer ein wenig, diesen Moment, weil ich nie sicher bin, wie ich den Sprung von der einen Ebene auf die andere schaffe. Da ich in einem Krankenhaus arbeite und meine PatientInnen an einer körperlichen Krankheit leiden, beginnen die Geschichten immer im Somatischen. Und dann kommt der Moment, in dem ich springen muss. Ich hole also ein letztes Mal Anlauf auf medizinischem Terrain: *Es handelt sich um eine 56-jährige Patientin mit einem metastasierenden Ovarialkarzinom* – und springe mit einem Satz hinüber auf die psychische Seite der Krankheit: *Niemand darf der Patientin gegenüber die Möglichkeit ihres Krebstodes ansprechen.* Es ist immer wieder ein bizarrer Moment, dieser Wechsel von der medizinischen auf die psychologische Seite, und ich kann ihn nicht genug mit fürsorglichen Kommentaren begleiten.

Niemand darf es für möglich halten, dass die Patientin an ihrem Tumor sterben könnte; dabei hält es der Onkologe nicht nur für möglich, sondern für sicher. Auf der psychologischen Seite begegnet mir ein Tabu. Das ist nicht ungewöhnlich; viele unheilbar Krebskranke verleugnen das Sterbenmüssen, manche sogar bis zum Tod. Das Tabu dieser Patientin ist aber ein besonderes. Sie war wegen Suizidgefahr zu mir überwiesen worden, und der Arzt gab mir bei der Überweisung ein Rätsel mit auf den Weg: Die Patientin drohe sich selbst zu töten, bevor sie an *dieser Krankheit* stürbe. Nicht der Tod war das Tabu, sondern der Krebs. Und es bestand eine Dringlichkeit zu helfen, denn die Gewissheit, dass die Patientin an dieser Krankheit sterben würde, nahm von Monat zu Monat zu.

In der Psychotherapie haben wir es nicht mit Tatsachen zu tun, sondern mit Bedeutungen. Die Psyche besitzt die phantastische und zugleich gefährliche Fähigkeit, objektive Tatsachen in subjektives Erleben zu verwandeln. Sie unterteilt das Endlosband der Zeit in persönliche Abschnitte und versieht jeden mit einem Anfang, einem Ende und einer Bedeutung. So entsteht individuelle Lebensgeschichte, indem das wie eine Sanduhr rinnende Lebensganze in willkürliche, subjektiv bedeutsame Lebenssequenzen unterteilt wird. Die Psyche ist ein durch und durch narratives Gebilde, sie kann nicht sein ohne ihre Geschichten, ständig rankt sie Bedeutungen um Geschehnisse, und lieber stellt sie etwas in einen schlimmen Zusammenhang als in gar keinen.

Die Patientin verleiht dem Ereignis Eierstockkrebs eine Bedeutung, die für sie existenziell bedrohlich ist. Wir wissen zwar nicht, welche Bedeutung es ist, aber wir wissen, dass sie sich ihretwegen suizidieren will. Warum tut sie sich eine solche Interpretation an? Weil sie nicht anders kann, lautet die kurze Antwort. Die längere: weil offenbar keine andere Bedeutung in ihrem subjektiven Erleben sinnstiftend wäre.

Der Sinn oder die Bedeutungszuschreibung kann so belastend sein, dass die Psyche ihre eigene Geschichte nicht mehr verkraftet; sie flüchtet sich in Neurose, in Sucht, in Somatisierung oder in Selbstmord. Manche Menschen, die ihre eigenen Geschichten nicht mehr aushalten, kommen in psychotherapeutische Behandlung. Dann versucht die Psychotherapeutin zusammen mit der Patientin eine belastende Bedeutung so zu verändern, dass aus der schlimmen Geschichte eine weniger schlimme oder sogar eine gute Geschichte wird. Psychotherapie ist das Verändern von sich selbst erzählten Geschichten, von inneren Drehbüchern, von zugeschriebenen Bedeutungen. Indem man die Dinge anders ansieht, werden sie anders.

Die schreckliche Bedeutung, welche die Patientin ihrer Krankheit gibt, ist die: Der Krebs verfolgt, demütigt, verlacht und verhöhnt sie. Der Krebs ist gemein, niederträchtig und infam. Er grinst, er höhnt, er blamiert sie. Er will sie bloßstellen und zur Kapitulation zwingen. Ich kann mich inhaltlich noch nicht mit dem Erleben der Patientin verbinden, weil ich den Sinn nicht verstehe, aber ich nehme ihre Scham wahr, ihre Scham und das verzweifelte Bedecken der Blöße vor meinen Augen. Der Krebs verhöhnt mich auf infame Weise, sagt sie, und niemand wird mich vom Suizid abhalten, falls er weiter fortschreitet. Sie sagt es distanziert, ohne Affekt, ich höre keine Einladung, näher nachzufragen, sondern sehe eine Tür, die zuschlägt, wenn ich es wagen würde.

Wir befinden uns nicht nur auf der psychologischen Seite der Krankheit, sondern bereits im Dickicht von Information, Verhüllung, Mitteilung und Warnung. Es gibt artikuliertes und verschwiegenes Wissen, Gefühle an vorderster Front und emotionales Hinterland, und es gibt körperliche Signale, die man beachten sollte. Die Patientin sitzt kerzengerade, kühl blickt sie mich aus grauen Augen an, ihre Stimme ist klar, sachlich und entschlossen. Frage nicht weiter, bohre nicht tiefer, sondern sieh, wie du mir unter meinen Bedingungen helfen kannst – das höre, sehe, verstehe ich.

Meine erste Intervention, die ich der Patientin nicht ersparen kann, ist, ihr Erleben mit dem Siegel des Subjektiven zu versehen. Das ist sozusagen meine Bedingung. Das, was sie mir berichtet, ist Inneres, Psychisches, von ihr bewusst oder unbewusst in die Krebstatsache Hineininterpretiertes. Ich sage es nicht so. Ich sage: Auf Ihrer inneren Bühne gibt es eine bösartige, infame Gestalt, die Sie in den Selbstmord treiben wird, wenn Sie nicht entschieden gegen sie vorgehen, mit allen Mitteln gegen sie vorgehen und sie rasch und wirksam entschärfen. Das ist der erste und grundlegende Schritt zur gemeinsamen Orientierung. Die Patientin leidet nicht unter etwas, was ist, sondern unter etwas, was *für sie* so ist. Dafür steht das Bild der inneren Bühne. Indirekt sage ich ihr auch, dass sie es ist, die Regie führt auf dieser inneren Bühne, dass sie das Stück, das da gespielt wird, aus eigenem Vermögen verändern kann. Die Patientin reagiert hellhörig.

Eine schlimme Geschichte wird nur anders, wenn man sie erfolgreich beeinflusst. Das, was beeinflusst und verändert werden soll, ist meist aus Granit. In der Psychotherapie haben wir es mit unsichtbaren Gegnern zu tun: mit starren Erlebensmustern und felsenfesten Überzeugungen. Solche Gegner sind nicht vernünftig, Logik und gesunder Menschenverstand bringen sie selten ins Wanken. Man muss ihnen anders beikommen, zum Beispiel mit suggestiven Mitteln. Schlimme und schlechte Geschichten sind durch implizite Bemerkungen oft besser zu beeinflussen als durch explizite. Die Mittel stehen im Dienst der therapeutischen Wirksamkeit, das Ziel der Therapie aber wird von der Patientin definiert. Ich frage nach, um sicher zu sein: Möchten Sie, dass diese infame Gestalt von Ihrer inneren Bühne verschwindet?

Die Patientin sagt ja, wer würde das nicht tun? Aber sie sagt auch: Die Gestalt ist mächtig, sie wird nicht einfach verschwinden. Davon gehe ich aus, das gehört zur Hartnäckigkeit von psychischen Problemen, aber mich interessiert mehr, *wie* sie verschwinden wird, als *ob* sie verschwinden wird. Ich nähere mich der Gestalt mit der Unbefangenheit einer Außenstehenden. Wie sieht sie denn aus, ist sie groß, riesengroß, oder eher klein und geduckt? Riesengroß ist sie, meterhoch, nicht Mann noch Frau, ein teuflisches Wesen, das höhnisch grinst und entsetzliche Dinge sagt. Was denn für Dinge zum Beispiel?

Die Patientin ist von Natur aus fein und zartgliedrig. Der Krebs hat sie so ausgezehrt, dass sie nicht viel mehr ist als eine verletzliche kleine Handvoll Mensch. Nur der Bauch ist gewölbt, er ist voll Wasser. Wenn die Patientin abends auf dem Sofa sitzt und liest, dann drängen sich auf einmal folgende Sätze in ihr Bewusstsein: «Zwei dünne Ärmchen, zwei dünne Beinchen, in der Mitte ein dicker Bauch. Fehlen noch vier Beinchen in der Mitte, dann siehst du aus wie eine Spinne. Los, beweg dich mal wie eine Spinne.» Und unter einem inneren Zwang muss die Patientin sich vorstellen, wie sie mit ihrem angeschwollenen Bauch und den mageren Gliedmaßen spinnengleich durchs Zimmer krabbelt. Solche Dinge macht die Gestalt mit ihr. Wir nennen sie in der Psychotherapie nicht mehr anders als die höhnische Gestalt. Ich weiß nicht, warum sie da ist und was sie bedeutet.

Die Patientin zeigt mir nicht nur innere Bedrohung, sondern auch äußere. Sie meidet die Menschen. Außer mit ihrem Vater pflegt sie keinen Kontakt. Ihre Mutter ist vor einigen Jahren gestorben. Andere Kontakte in ihrem Leben waren unfreiwillig, das heißt berufsbedingt, aber inzwischen arbeitet sie nicht mehr, sie ist zu schwach geworden. Die beruflichen Begegnungen waren nie herzlich, manchmal waren sie feindselig, Verletzungen aus dem Hinterhalt. Sie selbst verhielt sich stets sachlich, wollte keine Nähe und Vertraulichkeit, aber Korrektheit. Die Kollegen und Kolleginnen waren nicht immer korrekt, Unberührbarkeit provoziert. An ein einziges Lebewesen hat sie sich gefühlsmäßig gebunden, das ist ihre Katze. Sie spricht viel von ihr, von der grazilen Abessinierkatze mit den seltsam hohen Beinen und dem überschmalen Kopf. Sie heißt Suleika, sie könnte auch Ichselbst heißen. Anderes Gefühlsauslösendes gibt es nicht. Der Vater in seinen männlichen Rechthabereien, in seinen unsachlichen Ereiferungen wird kühl auf Distanz gehalten.

Der Krebs hat sie dort erwischt, wo kein Mensch sie mehr treffen konnte. Sie war wachsam gegenüber allen Personen der Außenwelt, aber sie hat nicht mit dem Auftauchen eines inneren Feindes gerechnet. Für die Patientin ist der Krebs trotz ihres naturwissenschaftlichen Denkens kein karzinomatöses Gewebe in ihren Eierstöcken, sondern eine mit menschlichen Zügen ausgestattete Bedrohung. Der Krebs wartet darauf, dass sie kapituliert.

Wir sind auf der psychologischen Seite der Krankheit, da, wo Gegenwärtiges sich mit Vergangenem verbindet. Die schlimmen Geschichten sind alte Geschichten. Auf der inneren Bühne der Patientin hat die Krankheit ein grausames Stück zur Wiederaufführung gebracht. Es geht darin um Erniedrigung, Demütigung, Kapitulation. Bislang konnte sie sich den Erinnerungen entziehen, indem sie die Menschen mied. Aber jetzt hat die alte Geschichte sie eingeholt. Und es sieht in der Therapie manchmal so aus, als ob die alte Geschichte gewinnen würde. Es gibt Sitzungen, in denen ihr Selbst auseinanderbrechen will, in denen sie zitternd festhält an ihrem Recht auf Selbsttötung. Es ist der einzige Fluchtpunkt in ihrer Qual. Die Patientin hat einen Verfolger auf den Fersen, im Genick, in den Eierstöcken, der immer näher kommt. Der Tumormarker steigt.

Warum erzähle ich von solchem psychologischem Stoff? Es gibt andere Geschichten, die weniger befremdlich sind. Diese ist deshalb wichtig, weil sie von der Krankheit Krebs als einer menschlichen Extremsituation handelt, in der nicht nur die körperlichen, sondern auch die psychischen

Vorgänge entgleisen. Seelisches Material kann ebenso außer Kontrolle geraten wie die Zellteilung des Körpers. Während einer aktuellen Belastung können Erlebnisbrücken zu früheren belastenden Ereignissen entstehen, und es werden Erinnerungen freigesetzt, die bis dahin im Gedächtnis eingefroren waren. Gerade einer körperlichen Krankheit wohnt ein besonderes Aktivierungspotenzial inne. Der schwerkranke Mensch ist auf der elementarsten Ebene seines Seins getroffen, und genau auf dieser Ebene werden unerträgliche Erinnerungen gespeichert. The body keeps the score, sagen die Traumatherapeuten. Das Bewusstsein kann sich durch Nichterinnern schützen, aber das Körpergedächtnis merkt sich jede Kerbe. So weckt in der Onkologie nicht selten eine gegenwärtige Bestürzung eine längst vergangene aus ihrem Erinnerungsschlaf.

Davon handelt diese Geschichte, vom Erscheinen der Vergangenheit in der Gegenwart. Sie handelt vom psychotherapeutischen Umgang mit Erinnerungsmaterial, das sich durch das Ereignis Krebs ins Bewusstsein drängt.

Wir alle besitzen Bilder und Vorstellungen über uns selbst, auch über unser körperliches Selbst. Sie spiegeln den Blick wider, mit dem Mutter und Vater sich über unsere Wiege beugten, entzückt oder achtlos unseren ersten Geh- und Sprechversuchen beiwohnten, den Blick, den sie dem kecken oder schüchternen Schulkind schenkten, der linkischen oder blühenden Jugendlichen. Güte oder Mangel unseres äußeren und inneren Wesens sind durch den Blick, der in früher Zeit auf uns fiel, in unsere psychophysische Existenz eingraviert.

Welcher elterliche Blick ruhte auf der Patientin?

Sie sagt Schwerwiegendes von der ersten Stunde an. Meine Eltern mochten mich nicht. Ich gefiel ihnen nicht. Sie haben mich von Anfang an abgelehnt. Der Blick der Patientin ist frontal, klar und wie immer frei von Emotion. Meine Eltern, sagt sie, waren nicht in der Lage, sich mit meinem Wesen anzufreunden. Sie hatten in der kleinen Stadt, in der wir lebten, ein Kurzwarengeschäft, und nichts war ihnen wichtiger, als was die Leute dachten. Sie klammerten sich an kleinbürgerliche Normen, wollten gefallen und nicht auffallen, das galt auch für ihre Tochter. Ich aber war nicht das nette, freundliche Kind, das zu solchen Eltern gepasst hätte, ich war anders, war eigenwillig, widerständig, verschlossen, eine Einzelgängerin. Mich interessierte nicht, was die Leute dachten. Meine Eltern hofften, ich würde eines Tages normal werden, würde heiraten und Kinder bekommen. Aber auch das hat mich nicht interessiert. Ich möchte Ihnen sagen, und sie sah mich ausnahmsweise nicht direkt, sondern nur flüchtig an, dass ich nie in meinem Leben mit einem Mann geschlafen habe. Ich bin also, wieder zögerte sie einen Herzschlag lang, noch Jungfrau. Dann wurde der Blick wieder frontal, mit Bestimmtheit fügte sie hinzu: Ich halte das für eine Normvariante, nicht für einen Defekt.

Bis jetzt hatte sie die Fähigkeit gehabt, ihr Gleichgewicht trotz schweren biographischen Gepäcks aufrechtzuerhalten und ihren Lebensweg zu meistern. Sie musste allerdings rigoros Distanz halten zu den Menschen, denn die Schatten der Vergangenheit fielen warnend auf jede Gegenwart. Doch nun war der sichere, schmale Weg auf einmal zu Ende. In Krankheitsgestalt war die Bedrohung zurückgekehrt, trat ihr unausweichlich entgegen.

Von Anfang an arbeitete ich mit ihr an der seltsamen inneren Hohngestalt, die sie in einen suizidalen Zustand trieb. Ihre Absicht war, Essen und Trinken einzustellen, sobald der Kampf gegen die Krankheit aussichtslos geworden wäre. Sie war klein und zierlich und schon jetzt sehr ausgezehrt von der Krankheit. Der Onkologe tat das Seine, ihr beizustehen. Er setzte die chemotherapeutische Behandlung, auch als sie keine Wirkung mehr hatte, in einer niedrigen Dosierung fort, denn die Patientin hielt sich daran fest wie an einer infundierten Lebensgarantie. Solange man medizinisch etwas machen konnte, blieb sie psychisch lebensfähig. Schwieriger war es, wenn sie den Arzt nach dem Tumormarker fragte und er ihr sagen musste, dass er sprunghaft stieg. Nie war sie dem Schrecken einer solchen Nachricht gewachsen, und dennoch fragte sie bei der nächsten Konsultation wieder danach. Auch mir stellte sie gelegentlich Fragen, deren Beantwortung heikel war. Nützen unsere Gespräche auch wirklich gegen den Krebs?, fragte sie gerade dann, wenn wir erfolgreich am Verschwinden der höhnischen Gestalt gearbeitet hatten. Es ging ihr da, wo Relatives möglich war, nämlich die Wiederherstellung ihrer psychischen Gesundheit im fortschreitenden Krankheitsprozess, um das Absolute, um die Wiederherstellung ihrer körperlichen Gesundheit. Der Onkologe auf seine und ich auf meine Weise lotsten sie immer wieder behutsam an solchen Eigengefährdungen vorbei, denen sie sich mit verzweifelter Überzeugtheit aussetzte.

Das Ziel in der Therapie war kein anderes, als die höhnische Gestalt außer Kraft zu setzen. Es war ein Wettlauf gegen die Zeit, denn der Zustand der Patientin verschlechterte sich zusehends. Ich fürchtete nicht um ihr Leben, sondern um ihr Sterben. Sie wurde verfolgt von einer inneren Gestalt, die ihr jegliche Selbstachtung nahm. Wie soll ein Mensch unter Hohngelächter sterben können?

Ich verstand die Geschichte lange nicht. Von Anfang an arbeitete ich mit der Chiffre der höhnischen Gestalt, weil die Patientin sie mir unmissverständlich bezeichnete, aber ich konnte das Bild nicht entschlüsseln. Ich hatte noch nie zuvor erlebt, dass jemand seine Krankheit derart personifizierte. Es widersprach auch dem nüchternen und intelligenten Eindruck, den die Patientin auf mich machte. Wieso konnte sie nicht Angst, Wut oder Trauer gegenüber der Krankheit empfinden, wieso lachte ein Teil in ihr, dass sie an Krebs zugrunde ging? Ich arbeitete mit der höhnischen Gestalt, ohne zu wissen, auf welchem seelischen Nährboden sie gedieh.

Anamnestisch erzählte die Patientin mir weiterhin von tiefer Kränkung und Ablehnung, von Misstrauen, Rückzug und Isolation. In keiner Gemeinschaft war sie je integriert. Wo immer sie gearbeitet hatte, wurde sie auf subtile Weise bloßgestellt und ausgegrenzt. Es waren unfaire kollegiale Bemerkungen, kleine böse Spitzen, im Vorbeigehen ausgeteilt. Ihre eigene Korrektheit, Sachlichkeit und Distanziertheit schien die anderen eher zu locken als zu bannen. Sie war hilflos gegenüber den Gemeinheiten, dem gelegentlichen Grinsen, den kleinen Intrigen und immer aufs Neue moralisch empört, so als ob Fairness das Einzige sei, was unter Menschen denkbar ist. Und jetzt, sagt sie, überwuchert mich der Krebs. Aber ich lasse mich nicht fertigmachen, sagt sie, ich lasse mich nicht vernichten. Nicht so. Sie meint: unter Genugtuung und Gelächter.

Ich arbeite weiter, eine Sitzung pro Woche, der Tumormarker steigt. Auf der inneren Bühne steht eine riesige, hagere Gestalt von zweifelhaftem Geschlecht. Gnadenlos verzeichnet sie alle Anzeichen der fortschreitenden Krankheit. Sieh nur hin, sagt sie, wie dein rechtes Augenlid zu hängen beginnt. Das ist doch immer so, wenn es dir körperlich schlechtgeht. Noch ist es nur das rechte, aber bald wird das linke folgen. Mit dir geht es bergab, mit dir geht es immer weiter bergab.

Der höhnischen Gestalt scheint das zu gefallen, während sich ein anderer Ich-Teil, mit dem die Patientin sich identisch fühlt, innerlich duckt bei solchen Attacken. Diese Krankheit ist eine Schande, sagt sie.

Auf der inneren Bühne gibt es also zwei Ich-Teile: die mächtige höhnische Gestalt und ein Ich, das leidet und sich krümmt in wehrloser Scham. Aus der Beobachterposition kann die Patientin die beiden gut erkennen, und diese Position erlaubt ihr inzwischen eine wichtige Einsicht: Wenn es so ist, dass da auf der inneren Bühne ein Ich-Teil einen anderen quält, dann sollte die Regisseurin das innere Stück vom Spielplan nehmen oder, falls das so schnell nicht möglich ist, es so umschreiben, dass aus der schrecklichen Geschichte eine bessere Geschichte wird. Die Regisseurin ist das erwachsene Ich von heute, das bei mir in Therapie und bereit zu Veränderung ist. Da meldet sich allerdings noch eine andere Stimme, die mitreden möchte, auch wenn sie fast tonlos ist. Sie fragt: Nützt diese Arbeit auch gegen den Krebs?

Manchmal werde ich gefragt, ob meine Arbeit mit Krebspatienten mich nicht persönlich belaste. Ich sage dann nein. Wenn man mir die Frage so grundsätzlich stellt, kann ich sie nur verneinen. Ich tue meine Arbeit gerne. Aber es gibt Sekunden in meiner Arbeit, die kaum auszuhalten sind. In denen stürzt meine Seele ab, taumelt im Sprachlosen, möchte nicht hinsehen, wenn ein ausgezehrter Mensch mit leiser Stimme fragt: Nützt unsere psychologische Arbeit auch gegen den Krebs? Ich gebe der ängstlichen Stimme tapfer Antwort, und die Sekunde geht vorbei wie alle anderen, aber es war eine besondere, eine, die mich persönlich schwer belastet hat.

Dann arbeiten wir weiter.

Die Regisseurin hat im Kampf gegen die höhnische Gestalt inzwischen einen starken Gegner etabliert. Es ist ein innerer Psychiater, der die Gestalt für krank erklärt. Das erwachsene Ich von heute erkennt, dass die höhnische Gestalt ein destruktiver Ich-Teil ist, der, forensisch gesprochen, hinter Schloss und Riegel gehört. Ich frage die Patientin, ob ihr innerer Psychiater genügend Autorität besitzt, die Gestalt einsperren zu lassen. Sie hält es für möglich.

In der nächsten Sitzung erzählt sie mir einen Traum. An einer Zimmerdecke hängt ein Netz, in dem ein Kind liegt. Es ist rundum mit engen Schnüren bandagiert und baumelt in gekrümmter Haltung von der Decke herab. Es kann sich nicht rühren, nicht sprechen, kaum atmen. Die Patientin holt eine Schere, um das Netz aufzuschneiden, aber sie hat Angst, das Kind dabei zu verletzen. Da kommt ein Mann, der ihr die Schere aus der Hand nimmt und das Netz genau an der richtigen Stelle aufschneidet. Das Kind fällt ihr in die ausgebreiteten Arme, sie beginnt seine Fesseln zu lösen und drückt es sanft an sich.

Die Patientin fühlt sich aufgehoben in ihrem Traum. Er verbildlicht genau, wie sie sich bisher gefühlt hat: in ihrer Freiheit versklavt, in ihrer Würde verletzt. Doch nun ist sie auf dem Weg, ihr inneres Kind zu befreien. Sie sieht, wie es vorsichtig seine Glieder rührt, denn es hat Schmerzen von der langen Zeit der Verkrümmung. Sie spürt, dass es Ruhe braucht, wie ein von schwerem Leiden genesender Mensch. Und während sie es liebevoll betrachtet, tritt auf einmal die böse Gestalt hinzu und sagt: Diese Befreiung ist nicht allzu viel wert, das Kind stirbt sowieso bald.

Die Wirkung des inneren Täters, wie wir ihn in der Psychotherapie auch nennen, auf den ich-identifizierten Anteil der Patientin ist erschreckend. Die Freude schwindet augenblicklich aus ihrem Gesicht, die Körperhaltung verliert jede Spannung. Auch an mir geht die infame Bemerkung nicht spurlos vorbei; ich nehme wahr, wie rasierklingenscharf sich Gemeinheit und Niedertracht anfühlen. Die böse Prophezeiung ist allzu nah an der Wirklichkeit: Dem inneren Kind, dem befreiten Gefühl der Patientin wird keine lange Lebensdauer mehr beschieden sein. Bald wird die äußere Person sterben und ihre inneren Personen mit sich nehmen. Natürlich auch den Täter, aber es wäre ein schlechter Trost, wollte ich das der Patientin sagen. Sie merkt, dass auch ich gestreift wurde von der destruktiven Gestalt. Jetzt wartet sie, was ich tue, wartet auf eine Vorbildreaktion, an der sie sich orientieren könnte.

Meistens stehen wir Therapeutinnen hinter unseren Patientinnen, aber manchmal ist es nötig, dass wir vorangehen, ein Beispiel von uns selbst geben im Sinne einer Offerte zur Identifikation. Und so erzähle ich der Patientin, dass ich selbst zwei Kinder habe, über deren unverletzliches Leben ich mit einem eingeborenen Löwinnen-Programm wache. Nie würde ich ihre Existenz durch irgendetwas relativieren lassen, sage ich, weder durch die Frage nach der Güte ihrer Charaktere noch durch die Lebensdauer, die ihnen beschieden sein könnte. Wenn ich wüsste, dass eines meiner Kinder sehr krank ist und nur noch kurze Zeit zu leben hat, sage ich ohne Scheu vor Pathos und Instinkt, so würde ich es in dieser kurzen Zeit nur umso mehr lieben, ich wäre dankbar und glücklich, dass es auf die Welt kommen durfte, und würde in der beschränkten Zeit, die wir zusammen sein dürfen, mit grenzenloser Hingabe für dieses Kind sorgen. Es gelingt mir, die Patientin mit meiner Emphase anzustecken. Sie findet zurück zur Freude am Leben ihres inneren Kindes und teilt unangefochten meine Gewissheit, dass Lebendiges nicht relativierbar ist. Unsere geballte Mütterlichkeit wirkt wie ein Bannspruch gegen die Barbarei der höhnischen Gestalt, deren Macht in dieser Therapiestunde spürbar einbricht.

Es beginnt eine Phase der Trauer und Klage über die verlorene Zeit. Allzu lange hatte sie ihre Gefühle eingeschnürt und gefesselt, war sie ihrem eigenen Wesen nicht gerecht geworden. Sie sieht sich in allen Lebensphasen, vom kleinen Kind bis zur Frau von 56 Jahren, misstrauisch und verschlossen im Abseits stehen. Und sie erkennt das Misstrauen und die Verschlossenheit als schützende Mauer, hinter der sich nackte Scham verbirgt. Sie beginnt nun, ihre Aufmerksamkeit auf das kauernde Scham-Ich zu richten. Es tut weh, sich ihm zu nähern, denn Scham ist ein peinigendes Gefühl. Aber sie tut es, um zum Kern ihrer heutigen Verzweiflung vorzustoßen. Er steckt in dem Satz, den sie in Variationen wiederholt: Diese Krankheit ist eine Schande. Sie demütigt mich. Sie erniedrigt mich. Sie ist ein Hohn. Sie gibt mich dem Gelächter preis.

Eines Tages kommt sie in die Therapiestunde und fängt an zu reden, ohne Einleitung, ohne Ankündigung von etwas Besonderem. Was sie sagt, ist einfach, sie scheint das alles schon lange zu wissen. Sie erzählt fast archetypisch, so, als erzählte sie ein Märchen. Es handelt sich um die älteste Fassung ihrer Geschichte.

Es war einmal ein Mädchen, dessen Mutter nach seiner Geburt magersüchtig wurde. Das Mädchen erinnert sich natürlich nicht an die frühesten Auswirkungen dieser mütterlichen Verweigerung, es vermutet jedoch, dass die Mutter mehr abgestoßen als angezogen war von dem gierigen Ding, das ihr den Bauch so dick gemacht hatte und nun an ihre Brüste wollte. Was das Mädchen jedoch mit Gewissheit erinnert, ist, dass die Mutter seine Entwicklung nie mit dem Herzen begleitet, sondern immer nur mit dem Zirkel vermessen hat. Sie berührte nicht und war unberührbar. Der Vater des Mädchens war weicher, hitziger, aber er war der dumpfe Gefolgsmann der Mutter, er stand nicht auf der Seite des Kindes. Er fasste die Abneigung seiner Frau in grobe Worte. Du bist kein normales Kind, sagte er, als sie lieber allein als mit anderen spielte. Du bist kein normales Mädchen, sagte er, als sie auch in der zweiten Klasse noch keine Freundin hatte. Du bist nicht normal, sagte er, als sie in der Pubertät nicht erotisch aufblühen wollte. Du bist nicht normal, sondern krank, sagte er schließlich, als sie dauerhaft weder Trieb- noch Fortpflanzungsimpulse verspürte. Das Kind, das Mädchen, die Frau kämpfte erbittert gegen die Kommentare des Vaters, während die Mutter das hochentzündliche Konfliktmuster mit Interesse beobachtete.

Die Patientin erzählt wie von selbst. Ich spüre, wie sie sich dem Kern der Problematik erzählend nähert.

Die Eltern wussten, wie ein Mädchen aussehen, wie es sich benehmen und welches Leben es führen sollte. Sie sagten es auch ganz offen: Sei hübsch, sei nett, sei weiblich. Aber das Mädchen war nicht so. Es wollte keine Röcke tragen und kein Lächeln im Gesicht. Es mied den Blick in den Spiegel. Es tabuisierte sein Äußeres, nahm keinen fraulichen Rat an von der Mutter und präsentierte dem Vater die Härte seiner zunehmend geschärften Gedanken. Der Vater sprach aus, was auch die Mutter dachte: Du bist keine normale Frau. Er blickte nicht mit den Augen eines Vaters auf seine Tochter, sondern mit denen eines Mannes. In seinem Blick lag Verachtung: Du bist keine Frau, du bist eine weibliche Missgeburt. Im Blick der Mutter stand anderes, Neid und Feindseligkeit. Die elterlichen Blicke, mehr noch als die begleitenden Worte, gruben sich tief in das Körpergedächtnis der Patientin ein. Sie war eine weibliche Missgeburt und eine weibliche Verräterin. Man sah es ihr an.

Sie war eine androgyne Erscheinung; sehr schmal, kurzes Haar, Hosen und ein ausgewaschener Pullover darüber. Sie sah apart aus. Ihre intellektuelle Ausstrahlung verwies jedoch alles Körperliche auf einen untergeordneten Platz. Ihre Sätze waren von Anfang an weit intensiver als ihre sinnliche Präsenz. Sie war ein Mensch, dem das Geistige offensichtlich wichtiger war als das Körperliche. Ihr Triebniveau war tief; sie war mehr ein Mensch als eine Frau. Eine Normvariante, kein Defekt.

Die Patientin kreist weiterhin erzählend über dem Kern der Geschichte.

Der Vater war ein einfacher Mann; seine Bemerkungen waren männlich-chauvinistisch und unbedacht. Der Mutter galt sie als egozentrisch und missliebig, weil sie die weibliche, die selbstverleugnende Solidarität verweigerte und ein von Interessen und Begabungen geleitetes Leben führte; ab einem gewissen Alter war es der Mutter immerhin vergönnt, das karge, unerweckt gebliebene Leben der Tochter subtil zu bedauern.

Ich werde diese Sitzung, in der die Patientin ihre Schande offenbarte, nie vergessen. Sie fügte Satz an Satz, und die Puzzleteile ordneten sich zu einem Ganzen. Sie kenne keine Eitelkeit, keine erotischen Phantasien, und sie habe nie ein sexuelles Interesse verspürt. Die Stationen ihrer Weiblichkeit, Schambehaarung, Brustentwicklung und Menarche, waren biologische Ereignisse, die ihr nichts bedeuteten. Die Eltern aber lauerten gleichsam auf die Signale der Natur. Sie wollten mich kapitulieren sehen, sagt die Patientin. *Und nun bin ich an Eierstockkrebs erkrankt.*

Sie ist an einem gynäkologischen Tumor erkrankt. Der Tumor sitzt in ihren weiblichen Organen und wölbt ihren Bauch wie bei einer Schwangerschaft. Ihre Weiblichkeit hat sie eingeholt, auf eine kranke, eine strafende, eine triumphierende Weise. Sie hatte gegen ihre Eltern um das Gut ihrer körperlichen und geistigen Integrität gekämpft. Es war ein erbitterter Rechtsstreit daraus geworden, der die schändliche Frage behandelte, ob eine Frau von ihrer Sexualität Gebrauch zu machen hatte, um eine normale Frau zu sein. Die Krankheit hatte zugunsten der Eltern entschieden: Wenn nicht zur Lust und Fortpflanzung, so hatten die weiblichen Organe der Patientin immerhin zur Lokalisation eines Tumors gedient.

Wir sprachen nicht darüber, ob diese Deutung falsch oder richtig war. Woran hätte man es auch messen wollen? Die Patientin erwartete kein psychoanalytisches Dementi, sie brauchte mich für anderes. Ich war Zeugin ihrer inneren Wahrheit. Wir sterben ja nicht nur einen zellulären, sondern auch einen biographischen Tod. Die Patientin hatte ihr Erleben von früh auf in den Dienst einer familiären Problematik gestellt. Sie machte wahr, was die Mutter sich verboten hatte: eine eigenwillige, eine biologisch autarke Frau zu sein. Sie zahlte einen hohen Preis dafür. Über dem gefährlichen Vollzug des ungelebten mütterlichen Lebens hatte sie ihr eigenes Selbst aus den Augen verloren, hatte, ohne sich dessen bewusst zu sein, eine fremde Thematik schicksalhaft zu ihrer eigenen gemacht. Das war das Schwerste, was die Patientin zu bewältigen hatte, den jahrzehntelangen Selbstverrat. Für den seelischen Heilungsprozess blieb ihr nicht mehr viel Zeit. Bald nach dieser Sitzung hatte sie den folgenden Traum:

Er beginnt mit einem blassen Bild, einem alten Fresko, wie es zum Beispiel in Pompeji zu sehen ist. Auf dem Fresko sind zarte, in Tuniken gekleidete Frauengestalten zu sehen, die Patientin erkennt sich selbst als eine von ihnen. Das Gemälde wird lebendig. Eine der Frauen geht zum Bad, sie steigt in ein weites irdenes Gefäß, bewegt sich sanft darin und steigt wieder heraus. Die Patientin tut es ihr nach. Sie taucht mit ihrem Gewand ein in das warme Wasser und überlässt sich seinen Heilkräften. Dann entsteigt sie dem Bad und springt mit den anderen in großen, fast fliegenden Sprüngen die abfallende Wiese hinunter. Sie ist die schnellste, die leichteste, die wildeste von ihnen. Eine der Frauen sagt ihr, wie schön sie aussieht.

Dem Traum ist wenig hinzuzufügen. Das Weiblichkeitsmotiv, das sich wie ein roter Faden durch die Leidensgeschichte der Patientin zieht, ist transformiert in Zugehörigkeit zum Kreis der Frauen. Mütterlich geborgen im irdenen Gefäß, schwesterlich begleitet von anderen Frauen, erfährt sie liebevolle Anerkennung ihrer Individualität. All das ereignet sich in einer sinnlichen Erlebenswelt: die Wärme des Wassers auf der Haut, die Grazie des weiblichen Körpers, der Rausch der geflügelten Schnelligkeit.

Die Zeit reichte gerade aus, um das Frauenbild, das die Patientin wesensmäßig in sich trug, zu bezeugen. Es war ein kohärentes weibliches Selbst, das sie gegen niemanden mehr zu verteidigen brauchte, niemandem zur Diskussion vorlegte. Nach diesem Traum wurde sie rasch schwächer und musste hospitalisiert werden. Bei meinen Besuchen traf ich nun meist ihren Vater am Krankenbett an. Er horchte auf jedes Bedürfnis von ihr, er tat ihr alles zuliebe. Mir schien er ein herzlicher Mann zu sein.

Ich schließe meinen Bericht mit einem letzten Blick auf die innere Bühne der Patientin. Es war dort sehr still geworden. Die Gestalt, der ich zuletzt noch begegne, ist das Mädchen mit der leisen Stimme, das Mädchen, das gefragt hatte, ob die Therapie auch gegen den Krebs helfe. Obwohl seine Stimme fast nur noch ein Hauch ist, kann ich verstehen, was es sagt: Ich hoffe, dass ich nicht mehr lange leiden muss, dass es schnell zu Ende geht.

Und so war es auch.

Aufschrei

Dass eine psychische Problematik sich so eng mit einer Krebserkrankung assoziiert wie in der vorangegangenen Geschichte, ist eher selten in der Psychoonkologie. Meist ist der Zusammenhang lockerer – unsere Patienten haben gewisse psychische Probleme *und* eine Krebserkrankung. Da wir mit erwachsenen Menschen arbeiten, die meist schon eine jahrzehntealte Biographie mit sich tragen, ist es nicht verwunderlich, dass bei nicht wenigen von ihnen das Leben, ganz unabhängig von der Krankheit, ungesunde Spuren in der Psyche hinterlassen hat. Eine körperliche Krankheit sucht sich nicht nur psychisch unbeschadete Menschen aus. Was diese Menschen und ihre Angehörigen in unserer Klinik bekommen, ist ein kleines Geschenk in verlustreicher Zeit: den einfachen Zugang zu klassischer Psychotherapie, und niemand fragt, in wie vielen der Gespräche es im engeren Sinne um onkologisches Erlebensmaterial geht.

Ob wir eher psychotherapeutisch oder eher psychoonkologisch arbeiten – in all diesen Fällen ist etwas da, was uns Psychologen zu Psychologen macht: ein seelisches Problem, das wir gemeinsam mit unserem Gegenüber auf den Weg der Veränderung und Verbesserung bringen wollen. Psychologen sind angewiesen auf Probleme wie Ärzte auf Krankheiten. Doch nicht alle, dic sich in unserer Sprechstunde einfinden oder die wir auf den Stationen besuchen, kommen uns in dieser Weise entgegen.

Krebs ist eine körperliche, keine psychische Krankheit. Natürlich ist die Psyche des Krebskranken betroffen, negativ betroffen von der Tatsache der körperlichen Krankheit, aber negative Betroffenheit ist keine ungesunde, sondern eine gesunde Reaktion auf ein negatives Ereignis. Es gibt eine Menge Gefühle und Verhaltensweisen in Zusammenhang mit einer Krebserkrankung, die ohne Zweifel von großer psychischer Belastung zeugen, die wir aber nicht anders als gesund und normal bezeichnen können. Zum Beispiel das verzweifelte oder wütende Hadern mit der Krankheit, Überforderung und Orientierungslosigkeit angesichts der neuen erschreckenden Lebensthematik, das hyperaktive Suchen nach zusätzlichen Behandlungsmöglichkeiten; als normal bezeichnen wir auch eine permanent hohe Gefühlsintensität ebenso wie den Rückzug in sich selbst. Und es gibt noch vieles mehr, was angesichts einer extrem ungesunden und abnormalen Situation als psychisch gesund und normal gelten kann. Werden wir auf Wunsch der Ärzte, des Pflegepersonals oder der PatientInnen selbst trotzdem hinzugezogen, dann erscheinen wir mit unserem schlichten Menschsein und nehmen Anteil an einer Qual, die wir, wären wir selbst betroffen, nicht anders empfinden würden.

Wo bleibt in solchen Fällen die berufliche Identität, das Ego der Psychoonkologin? Mein Kollege sagt: In solchen Fällen arbeitest du supportiv. Anteilnahme ist Unterstützung. Ich bin froh, dass er einen Terminus zur Verfügung stellt, der mein schlichtes Menschsein als etwas Professionelles ausweist.

Psychoonkologie ist das Oszillieren zwischen Mitmenschlichkeit und Profession.

Ich möchte dazu die Geschichte einer 38-jährigen Patientin erzählen, einer lebensprühenden Frau, einer glücklichen Ehefrau, einer vollblütigen Mutter von drei Kindern. Unter dem Einfallwinkel von Krebs leuchtet das geliebte Leben außerordentlich hell und frei von Ambivalenzen.

Als ich die Patientin im Krankenzimmer besuche, klammert sie sich ohne jede Erklärung an mich, und halb stammelnd, halb schreiend wiederholt sie nur immer den einen Satz: *Ich will nicht sterben, ich will nicht sterben.* Ihre Augen sind weit aufgerissen, ihr Atem geht schnell, und sie krallt sich mit beiden Händen in meinen Arm. Entsetzen und Panik überfluten sie. Stoßweise bringt sie hervor, der Arzt habe ihr vor einer halben Stunde mitgeteilt, dass ihr bösartiger Hautkrebs trotz der Chemotherapie rapid gewachsen sei, man habe nun auch Ableger im Gehirn gefunden. Der Arzt habe ihr eröffnet, dass es keine weitere Therapie mehr gäbe, die ihr Leben retten oder auch nur verlängern könnte.

Die extreme Reaktion der Patientin erscheint mir gesund und normal angesichts einer extremen Realität, auch wenn es sich um ein Erleben von äußerst negativer Qualität handelt. Es erscheint mir auch in keiner Weise auffällig, dass sie im Rahmen unserer funktionellen Begegnung spontanen und heftigen Körperkontakt mit mir aufnimmt. Was normal und was befremdlich ist, ist situations- und kontextabhängig.

An diesem fast nur mitmenschlich relevanten Fall will ich, bevor ich seinen weiteren Verlauf schildere, als Fachfrau immerhin die Gelegenheit wahrnehmen, aufzuzeigen, wie man Psychisches überhaupt erkennt und erfasst. Wir Psychologen haben es ja nicht wie die Mediziner mit Knochen und Organen, Blut und Rückenmark, also mit Materiellem zu tun, sondern mit Immateriellem. Die Psyche ist im Gegensatz zum Körper unsichtbar, unwägbar und letztlich ein Konstrukt. Dennoch nimmt dieses Konstrukt Tag und Nacht spürbar Gestalt an, am Tag in wachem, nachts in träumendem Zustand.

Wie erkennt und erfasst man etwas, das es substanziell gar nicht gibt und das dennoch zweifellos präsent oder auch verzweiflungsvoll präsent ist?

Erinnern wir uns an die Reaktionen der Patientin: Ihre Gedanken reduzieren sich auf den einen Satz «Ich will nicht sterben», der wie ein Presslufthammer in ihrem Kopf dröhnt. Im Gefühl wird sie überflutet von Entsetzen und Panik. Körperlich reagiert sie mit geweiteten Augen und beschleunigtem Atem. Und handlungsmäßig klammert sie sich an mich wie ein Kind. Auf diesen vier Ebenen - der gedanklichen, der emotionalen, der körperlichen und der verhaltensmäßigen - ist Psychisches angesiedelt. Subjektiv erlebt es die Betroffene, objektiv beobachtet es die Psychologin. Und sie teilt das Erleben, wenn sie es teilen kann, das heißt, wenn es im kontextuellen und situativen Rahmen ein stimmiges, ein nachvollziehbares Erleben ist. Das war es in diesem Fall ohne Frage.

Die Psychologin stellt aber noch eine andere Frage: Ist das nachvollziehbare Erleben auch ein wünschenswertes? Das war es ohne Frage nicht. Ein psychischer Ausnahmezustand ist kein wünschenswerter Zustand, nicht umsonst klammert die Patientin sich haltlos an mich. In Zusammenhang mit Krebs stoßen wir in den allermeisten Fällen auf eine solche Art des Erlebens: Es ist adäquat, aber nicht wünschenswert. So entsteht meist von selbst der therapeutische Auftrag: Wir versuchen, die Erlebensqualität unserer PatientInnen zu verbessern.

Therapeutische Arbeit besteht im Kern darin, Patienten für Veränderung zu gewinnen, für ein günstigeres Verhalten oder eine günstigere Haltung gegenüber einem gravierenden Problem. In der Psychoonkologie bestimmen medizinische Diagnose und Prognose, wo die mögliche

Veränderung zu suchen ist, ob mehr in der äußeren oder mehr in der inneren Realität der Patienten. Je machtloser die Ärzte der Krankheit gegenüberstehen, desto wichtiger wird es, den inneren Spielraum zu nutzen. Er besteht darin, dass man ein Problem auch anders ansehen oder dass man die Aufmerksamkeit auf etwas anderes als das Problem richten kann. Erleben ist, was wir mit unserer Aufmerksamkeit fokussieren – und wie wir es fokussieren. Die Haltung *Es ist unerträglich, dass ich sterben muss* verdunkelt nicht das Sterben, sondern das Weiterleben. Psychoonkologie ist nicht selten Psychotherapie, die den Weg durch eine Nadel ohne Öhr sucht. Wie kann es gelingen, auf das zukünftige Sterben so zuzugehen, dass man es in der Gegenwart ertragen kann?

Weil der Anlass, aus dem unsere PatientInnen zu uns kommen, kein geringerer ist als reale Lebensgefahr, und weil das primäre Leiden, das daraus resultiert, so gänzlich unneurotisch und unverschuldet ist, oszilliert unsere Arbeit immer wieder zwischen Profession und Mitmenschlichkeit, und manchmal verblasst das eine ganz hinter dem anderen.

Der zeitweilige Verlust unserer beruflichen Handlungsfähigkeit geschieht jedoch nicht einfach immer wieder, unmerklich oder diffus, sondern er geschieht vor allem in zwei bestimmten Situationen. Eine davon hat mit einer Frage zu tun, die an den Kern unserer Arbeit rührt: Ist das Erleben der Patientin überhaupt veränderbar?

In der Schocksituation, in der sich die Melanom-Patientin befindet, ist die Antwort nein. Der Schock ist eine autonom ablaufende psychophysische Reaktion. Er ist durch die beschriebenen Symptome gekennzeichnet: eingeengte Gedanken, emotionale Überwältigung, Körperstress und Notfallverhalten. In Form von Erstarrung hat der Schock Schutzfunktion, in Form von Übererregung dient er der Abreaktion überschüssiger Energie. Als Therapeutin, das heißt als Fachperson für Veränderung und Verbesserung einer psychischen Problematik, bin ich fehl am Platz. Im Moment des akuten Schocks gibt es nichts zu verändern und zu verbessern.

Die berufliche Arbeit mit der Patientin bleibt dementsprechend bescheiden. Mit nichts als meiner menschlichen Ausstattung setze ich mich zu ihr aufs Bett, nehme sie in den Arm und streichle ihr beruhigend über den Kopf. Dazu wiederhole ich ihre Worte: Sie wollen nicht sterben, nein, Sie wollen nicht sterben, ich weiß, dass Sie nicht sterben wollen. Ich erkenne an, was sie jetzt gerade erlebt, und halte es aus. Das ist alles.

Die zweite therapeutisch unfruchtbare Situation hat mit der Frage zu tun: Würde eine mögliche Veränderung des Erlebens auch eine Verbesserung mit sich bringen?

Nach dem Absturz in Entsetzen und Ohnmacht macht die Patientin auf einmal eine neue Bewegung. Sie lässt meinen Arm los, ihre Augen werden ganz klar, die Spannung in den Händen wechselt von Anklammerung zum Faustschluss, der vorher völlig schlaffe Oberkörper strafft sich, und sie holt tief Atem. *Ich* glaube *nicht*, dass ich sterbe, sagt sie auf einmal mit geballter Überzeugung, es ist mir egal, was der Arzt sagt, aber *ich* glaube an ein *Wunder*. Und diesen kraftvollen Satz wiederholt sie nun immer wieder: *Ich glaube an ein Wunder*. Ich erkenne in diesem Moment auch den Strohhalm an, nach dem sie greift, und halte aus, dass es ihn nicht gibt, und das ist die gleiche mitmenschliche Geste wie zuvor.

Doch jetzt geht es noch um etwas anderes, nämlich um den Verzicht auf jede therapeutische Einflussnahme zugunsten einer kategorialen Zustimmung zu dem, was die Patientin tut – auch wenn ich anderer Meinung bin, auch wenn die Tatsachen eine andere Sprache sprechen. Das, was andernorts ein bedenkliches Symptom sein mag, ist in der Onkologie normal und über weite Strecken unterstützenswert: Verleugnung. Krebspatienten setzen sich ab von der Realität und konstruieren sich mit Hilfe eines Wunders eine andere, eine bessere, eine überhaupt zu ertragende innere Wirklichkeit. Verrückt sind sie nicht, denn Wunder liegen nicht völlig außerhalb des Möglichen, sie sind nur extrem selten. Und therapiebedürftig sind Wunder ohnehin nicht, da sie jeder irdischen Einflussnahme weit überlegen sind.

Halten wir also bei Schockzuständen die Ohnmacht aus, nichts tun zu können, so ertragen wir in den Verleugnungsphasen unserer Patienten ihren Kontaktunterbruch zur Realität. Im einen Fall verlieren wir unsere therapeutische Handlungsfähigkeit, im anderen verzichten wir darauf. Auch das ist Psychoonkologie: aushalten, stillhalten, stehen lassen, sich zurückziehen.

Der Ehemann und die Eltern der Patientin treffen ein, und anderntags wird sie verlegt in das kleine Krankenhaus an ihrem Wohnort, denn jetzt ist die örtliche Nähe zu ihrer Familie das Wichtigste.

Diese Begegnung mit der Patientin war nicht meine erste. Zwei Monate zuvor hatte ich sie in einer anderen, ebenfalls schockierenden Situation erlebt, als nämlich die Diagnose *fortgeschrittenes Stadium von Hautkrebs* erstmals gestellt wurde. Damals hielt sie sich genügend lange in unserer Klinik auf, sodass ich sie nach dem ersten Aufschrei weiter begleiten konnte.

Wenn die Psychophysiologie des Schocks vorüber ist, beginnt die sogenannte Einwirkungsphase des Schocks. Das ist die Phase, in der es keine reflexhaft aktivierten Reaktionsnetze mehr gibt, sondern in der jeder ganz allein das Ausmaß der Katastrophe zu realisieren beginnt, in der jede auf ihre Art lernen muss, mit den unerträglichen und doch zu ertragenden Konsequenzen zu leben; die Phase, in der die Betroffenen durch einen psychischen Tod von Einsamkeit und Ohnmacht gehen, bevor sie in der dritten, der Verarbeitungsphase, vielleicht innerlich wiederauferstehen in der Akzeptanz des Unabänderlichen.

Der Onkologe bot der Patientin gleich nach der Diagnoseeröffnung eine Chemotherapie an, fügte jedoch hinzu, dass sie keine hohen Erwartungen daran knüpfen dürfe. Er sagte ihr, dass die Chemotherapie ihre Überlebenswahrscheinlichkeit nur wenig erhöhe, aber zugleich sei diese winzige Chance ihre einzige. Er musste ihr das sagen, damit sie eine Entscheidung dafür oder dagegen treffen konnte. Auf das strikte Verlangen der Patientin hin gab er die Auskunft, dass der statistische Heilungserfolg mit dieser Therapie bei knapp drei Prozent liege. Sie begriff alles ganz genau und konnte es nicht fassen.

Ihre Notfallreaktion war auch damals seelisch gesund: Sie zeigte ein extrem belastetes Erleben in einer extrem belastenden Situation. Gefühlsmäßig wurde sie von großer Bestürzung erfasst, ihre Gedanken lagen im Schraubstock, die Körperempfindungen waren quälend, und schluchzend barg sie ihr Gesicht in den Händen. Der Schmerz über einen frühzeitigen Abschied von ihren Kindern, von ihrem Mann, auch von den Eltern, welche sie entgegen der natürlichen Generationenfolge überleben würden, war unermesslich. Der Schmerz galt auch dem eigenen geliebten Leben, denn die Patientin war in ihrem ganzen Wesen vital und temperamentvoll, ein tätiger, lebensfroher und lebenshungriger Mensch.

Damals fragte ich sie als Erstes, ob sie eine Körperübung machen wolle, damit die unerträgliche Anspannung ein wenig nachlasse. Wenn ein Erleben sich stark körperlich manifestiert, ist es sinnvoll, zuerst diese Ebene zu beruhigen. Sie war einverstanden und beruhigte sich auch so weit, dass wir die psychologische Arbeit auf die gedankliche und die emotionale Ebene ausdehnen konnten.

Medizinisch entschied sie sich sehr schnell für die Chemotherapie. Die drei Prozent Wirksamkeit, die sie dem Onkologen abgepresst hatte, waren hingegen unverkraftbar. In ihrem Erlebensprozess wurde die winzige Heilungschance zur absoluten Gewissheit. Damals war noch kein Wunder nötig, sie setzte damals noch ganz auf ihre Selbstermächtigung, versammelte ihre inneren Kräfte um einen absoluten Heilungswillen. In diesem Geist meditierte und betete sie, stärkte ihre Psyche mit kraftvollen Imaginationen, ihren Körper in den Zeiten, in denen sie zu Hause sein konnte, mit optimaler Ernährung und viel Bewegung in der Natur. Alles, was sie tat, tat sie bewusst mit Freude, und ihr freudiges Bewusstsein war ihr Garantie für den Erfolg. Verärgert war sie nur über den Onkologen, der ihren entschiedenen Optimismus immer wieder zu dämpfen versuchte. Ich gehöre zu den drei Prozent, die es schaffen werden, entgegnete sie ihm kategorisch. Nicht ihre Überzeugung, sondern die Zusammenarbeit mit dem Arzt litt empfindlich aufgrund solcher Interaktionen.

Natürlich hatte auch ich den Wunsch, dass die Patientin das Verhältnis von tödlicher Bedrohung und berechtigter Hoffnung realistischer wahrnähme, dass ihr Fels an Gewissheit nicht auf drei Prozent gebaut wäre, sondern darauf, dass sie bewältigen könne, was immer geschehen würde. Doch weniger aus Mitmenschlichkeit als wegen der Bedingungen meiner Profession kam für mich eine Konfrontation, wie der Onkologe sie wagte, nicht in Frage. Anders als er war ich auf ein kommunikatives Einvernehmen mit der Patientin angewiesen und brauchte ihre Zustimmung bei fast jedem Satz, den ich sagte.

Die therapeutische Einflussnahme auf das Erleben einer Patientin beginnt damit, sie dort aufzusuchen, wo sie innerlich ist. Wenn mir das gelingt, dann fühlt die Patientin sich verstanden und entwickelt eine bejahende Haltung mir und meiner Gesprächsführung gegenüber. Wenn die Gesprächsführung sorgfältig bleibt und auch immer wieder von der Rückversicherung begleitet ist, ob die Patientin mit der vorgeschlagenen Richtung weiterhin einverstanden ist, sind wir in einem Prozess des *Pacing and Leading*, was auf Deutsch nur schwerfällig wiederzugeben ist: die Gangart der Patientin aufnehmen (pacing) und sie dann führen (leading).

So habe ich einen anderen, einen psychologischen Versuch gemacht, die Patientin auf einen Pfad zu führen, der nicht ganz so blind von den Vorgaben der medizinischen

Wahrscheinlichkeit abwich. Sie fand ihn jedoch nicht gangbar, und das war ihr gutes Recht. Ich möchte meinen Versuch dennoch schildern.

Ich nahm das Gedanken- und Gefühls-Pacing auf, indem ich ihr gegenwärtiges Erleben möglichst genau in empathische Worte fasste. Ich wiederholte die erschreckend karge Hoffnung, die der Onkologe ihr gemacht hatte, und fuhr fort: Das können Sie nicht ertragen, mit einer solchen Heilungsaussicht können Sie nicht leben. In einer seelischen Katastrophensituation ist das vorherrschende Gefühl fast immer: *Ich kann es nicht aushalten, ich kann es nicht ertragen.* Die Patientin fühlte sich verstanden, dieser Satz umschrieb treffend ihre gegenwärtigen Gedanken und Gefühle. Sie konnte das, was war, diese erschütternd geringe Überlebenswahrscheinlichkeit nicht ertragen, sie konnte es im Kopf und im Herzen nicht aushalten. Allerdings hatte ich damit erst ihr quälendes Erleben beschrieben; das Problem, das gelöst werden musste, war ein anderes: Man kann nicht damit leben, dass man das, was ist, nicht aushält. Man muss das, was ist, aushaltbar machen, entweder indem man auf das Überwältigende so einwirkt, dass es sich objektiv verändert, oder indem man die subjektive Überzeugung, dass das, was ist, nicht zu ertragen sei, verändert.

An der objektiven Überlebenswahrscheinlichkeit war nichts zu ändern, die Medizin hatte dem fortgeschrittenen Melanom nicht mehr als eine dünn tröpfelnde Chemotherapie entgegenzusetzen. Es ging, wollte die Patientin eine Bewältigungsform finden, die im Bezugsrahmen der

Wirklichkeit blieb, also um eine Veränderung ihres Erlebens und Bewertens dessen, was war. Ich fragte sie, ob es einen Satz gäbe, der ihre innere Not lindern würde, zum Beispiel der Satz: Ich kann *lernen*, es zu ertragen. Dies war der Punkt, an dem ich versuchte, vom Problem- in den Lösungsmodus zu gelangen, vom Pacing zum Leading. Die Vorstellung, etwas *lernen* zu können, was im Moment noch unvorstellbar ist, eröffnet unter Umständen eine Perspektive. Das Lernenkönnen ist eine Bewegung, die weiterführt, während das Nichtertragenkönnen eine Mauer ist, an der die Psyche zerschellt.

Die Patientin überlegte sich mein Lösungsangebot ernsthaft, das sah man, aber dann schüttelte sie vehement den Kopf. Nein, sie könne den Gedanken, dass sie vielleicht bald sterben müsse, unter keinen Umständen ertragen. Es schauderte sie davor, den Abschied von ihren Kindern als eine Möglichkeit zu betrachten, die sie lernen könnte zu ertragen. Sie entschied sich dagegen, sich mit etwas so Ungeheuerlichem auseinanderzusetzen und blieb dabei, solange das Schicksal es ihr erlaubte.

Ich habe ihren weiteren Weg mit teilnehmender Sorge und therapeutischem Stillhalten begleitet. Indem ich ihre Bedingungen akzeptierte, blieb ich in vertrauensvollem Kontakt mit ihr und stand bereit für den Tag, an dem sich wahrscheinlich alles ändern würde.

Und so geschah es zwei Monate später, dass sie mit einem Schlag desillusioniert wurde. Das ist schrecklich, aber was ist nicht schrecklich in einer solch negativ verdichteten Lebenssituation?

Sich mit dem Negativen beschäftigen, zu lernen, den drohenden Abschied von geliebten Menschen und dem eigenen Leben zu ertragen, braucht psychische Kräfte, die die Möglichkeiten eines Menschen übersteigen können. Als ich den Freuderausch sah, mit dem es der Patientin in ihrer begrenzten Lebenszeit gelang, sich noch einmal stark und gut zu fühlen, da dachte ich nicht zum ersten Mal, dass Verleugnung durchaus eine gute Alternative zur bewussten Auseinandersetzung mit größtem Unglück ist. Die Fallhöhe im Moment der Desillusionierung ist zwar größer, als wenn man sich auf das Unglück vorbereitet hätte, aber andererseits hat man dem Unglück Zeit abgetrotzt, hat sich so lange wie möglich gut, stark und siegessicher gefühlt.

Nach dem Zusammenbruch der Verleugnung blieb der Patientin noch das Wunder. Als sie bei unserer letzten Begegnung die Fäuste ballte, als ihr Blick klar wurde, ihr zusammengesackter Oberkörper sich straffte und aufrichtete und sie rief: Es ist mir egal, was der Arzt sagt, *ich glaube an ein Wunder*, da habe ich spontan geantwortet: Ja, das würde ich auch, ich würde auch an ein Wunder glauben!

Wenn es ein richtiges Wunder war, dann hat es sie nicht im Stich gelassen, solange ihr Bewusstsein danach verlangte.

Todesangst

Der Unterschied zwischen medizinischer und psychologischer Therapie besteht nicht nur darin, dass die einen mit dem Körper, die anderen mit der Psyche der PatientInnen arbeiten, sondern auch in den damit verbundenen Implikationen: ÄrztInnen brauchen für ihre Körperarbeit nicht zwingend die Mitarbeit ihrer PatientInnen; die Chirurgen zum Beispiel operieren meist dann, wenn eine Patientin in Narkose liegt. Auch in der Onkologie reicht es durchaus für eine Zusammenarbeit, wenn eine Patientin grundsätzlich einverstanden ist mit der vorgeschlagenen medizinischen Behandlung. Die Ärztin kann dann ihr Wissen sozusagen am Körper der Patientin anwenden, während diese unter Umständen, zum Beispiel bei einer mehrstündigen Chemotherapie-Infusion, schläft.

PsychologInnen hingegen brauchen nicht nur das wache Bewusstsein ihrer PatientInnen, sondern mehr als das: Sie brauchen ihre aktive Mitarbeit, denn sie können kein Wissen in die Patientin hineintun, sondern nur ein Wissen aus ihr herausholen. Deshalb ist Psychotherapie immer auch Arbeit für die PatientInnen, oft anstrengende Arbeit, und oft sind sie erschöpft nach einer Sitzung, zufrieden, glücklich, weil sie etwas für sie Wichtiges gefunden haben, aber auch erschöpft. Psychoonkologische Arbeit geschieht daher am wenigsten dann, wenn ein Mensch bereits dem Tod nah ist. Sterbende können sich nicht anstrengen und brauchen auch keine Lösungen mehr für psychische Probleme. Es gibt Ausnahmen, aber diese Geschichte handelt davon, was in der Regel der Fall ist: Arbeit mit dem Thema Sterben und Tod, lange bevor es so weit ist.

Welches für eine Patientin wichtige Wissen soll mit psychotherapeutischer Hilfe aktiviert werden? Es soll ein Wissen aktiviert werden, wie sie von einem bestimmten belastenden Problem zu einer Lösung für dieses Problem findet. Die meisten KrebspatientInnen haben ein extrem belastendes Problem: Sie fürchten, dass sie an ihrer Krankheit sterben müssen. Die einzig wirklich gute Lösung, die es für dieses Problem gibt, ist, wieder gesund zu werden. Und das geschieht, wenn es überhaupt möglich ist, mit ärztlicher Hilfe. Daher werden KrebspatientInnen in der medizinischen Onkologie und nicht in der Psychoonkologie angemeldet.

Im Grunde bräuchte es keine Psychotherapie bei Krebs. Bei Krebs braucht es chirurgische, chemische, radiologische und hormonelle Therapien, braucht es heilende Handlungen und keine heilenden Gespräche. Und dann, wenn es keine heilenden Handlungen, keine medizinischen Therapien mehr gibt gegen die Krankheit, wenn die Patientin, wie es heißt, austherapiert ist, dann braucht sie wiederum eine Ärztin, die ihr mit geeigneten Medikamenten ein möglichst schmerzfreies Sterben ermöglicht. Für diejenigen, die Krebs haben, ist die Ärztin wichtiger als die Psychotherapeutin. Alle PatientInnen, auch die, die in die psychoonkologische Sprechstunde kommen, wissen das genau. Deshalb erzählen sie auch immer als Erstes und meist ausführlich von ihrer Krankheitsanamnese und ihren medizinischen Therapien. Wäre Krebs in allen Fällen heilbar, gäbe es keine Psychoonkologie – Psychoonkologie gibt es, weil Krebs nicht in allen Fällen heilbar ist, sodass diejenigen, die unheilbar krank sind, aber übrigens auch die mit einer grundsätzlich guten Prognose, Angst haben, dass sie sterben müssen. Weil Krebs noch nicht in allen Fällen heilbar ist und Menschen tatsächlich daran sterben können, bleibt sie bis auf weiteres die Krankheit, die Todesangst macht.

Zur Psychoonkologin geht man – nicht nur, aber auch, und davon handelt das Folgende –, um über das äußerst belastende Problem der Todesangst zu sprechen, und es ist kein leichter Beruf, den wir haben, weil die einzig gute Lösung für Todesangst ist, nicht sterben zu müssen. Bei unheilbar kranken KrebspatientInnen bleiben wir gemeinsam mit den ÄrztInnen weit hinter dieser Lösung zurück. Die ÄrztInnen bieten Palliativtherapie an, wir bieten ein Nachdenken darüber an, wie man weniger und manchmal sogar keine Angst mehr vor dem Tod haben kann, obwohl man sterben muss.

PsychotherapeutInnen versuchen bei jeder Art von seelisch belastenden Problemen, ein inneres Wissen in der Patientin zu aktivieren, wie sie für dieses Problem eine im Rahmen des Möglichen gute Lösung finden kann. Die besondere Aufgabe von PsychoonkologInnen ist es, ein inneres Wissen in der Patientin zu aktivieren, das ihr hilft, mit dem großen Problem des Sterbenmüssens umzugehen. Das Problem von KrebspatientInnen, die zu uns kommen, ist nicht selten ein unguter Umgang mit dem Sterbenmüssen. Die Lösung, nach der wir gemeinsam suchen, liegt darin, einen möglichst guten Umgang mit dem Sterbenmüssen zu finden. Das ist der Spielraum, in dem wir uns mit unheilbar Kranken bewegen.

Was sind die Anzeichen für einen unguten Umgang mit einem Problem? Ein unguter Umgang zeichnet sich zum Beispiel dadurch aus, dass man ständig in der gleichen Weise an das Problem denkt, ohne zu einer Lösung zu finden. Ein unguter Umgang ist auch, wenn ein allererster Gedanke an das Problem sofort zu einer Kaskade von unangenehmen Körperempfindungen führt, ein Zustand, in dem man gar nichts mehr denkt, sondern unmittelbar fühlt und diese Gefühle sich in den Körperempfindungen fortsetzen: ein einziger schrecklicher Gedanke («Ich muss sterben»), dann Panikgefühle, dann Enge im Brustkorb, Übelkeit im Magen, Schluckbeschwerden, Schwitzen, erhöhter Herzschlag, flache Atmung, motorische Lähmung – das sind psychophysische Anzeichen für einen unguten Umgang mit einem Problem. Eine Lösung für dieses Problem zu suchen, heißt daher, es nicht nur auf der gedanklichen, sondern auch auf der körperlichen Ebene zu suchen. Belastende Probleme betreffen den ganzen Organismus: die Gedanken, die Gefühle und die Körperempfindungen. Wir PsychoonkologInnen müssen daher über Behandlungsstrategien verfügen, bei denen der ganze Organismus der Patientin in die Lösungssuche einbezogen wird, also auch ihre Gefühle und Körperempfindungen «mitdenken».

Ich möchte hierzu ein Beispiel aus einer Therapie-Sitzung mit einer 43-jährigen Frau erzählen, die seit einem halben Jahr von ihrem metastasierten Brustkrebs weiß. Unmittelbar vor unserer Sitzung hatte sie ein Gespräch mit der Onkologin, in welchem ihr der neue Tumormarker mitgeteilt worden war. Er war trotz Antihormontherapie gestiegen. Die Patientin musste es mir gar nicht sagen, als sie zur Tür hereinkam, es war ihrer Haltung anzusehen, sie wirkte völlig geschlagen. Nach einer Weile des benommenen Schweigens sagte sie fast eruptiv: Es hat überhaupt keinen Sinn, dass ich immer wieder zuversichtlich bin, dass ich versuche, ein gutes Leben zu führen, *ich muss mich dem Krebs endlich stellen.*

Nicht zum ersten Mal verlangte sie in diesem heftig hitzigen Ton von sich und auch von mir, sich solcherart mit der Krankheit zu befassen. In dem halben Jahr zuvor war es ihr in unseren Sitzungen immer wieder gelungen, die belastende Zukunftsperspektive durch die vielen lebenswerten Aspekte in der Gegenwart zu relativieren. Es war immer eine harte Arbeit für uns beide, weil die Patientin ein ziemlich impulsives Naturell hatte, in dem sich nicht nur die Höhen, sondern auch die Tiefen dramatisch bemerkbar machten. Dies war also wieder so ein Tiefpunkt, an dem alles keinen Sinn mehr hatte und sie sich todesmutig auf das Thema ihres Sterbens stürzen wollte.

Ich hielt ihren Vorschlag eher für ein Problem als für eine Lösung. Sich mit 43 Jahren und mit zwei noch jungen Kindern radikal vor Augen zu halten: *Jawohl, ich werde sterben!* – ich glaubte nicht, dass das als Lösung funktionieren würde, ich glaubte vielmehr, dass der gestiegene Tumormarker sie vor einen Abgrund gestellt hatte, in den sie nun aus großer Verzweiflung auch noch springen wollte. Außerdem, das sagte ich ihr aber nicht in diesem Moment, funktioniert das Krebssterben in der Psyche nicht anders als das Krebssterben im Körper: Der Tod gewinnt allmählich. Man kann sich ihm nicht in einem Satz entgegenstürzen, er ist kein Aus und Vorbei, sondern ein Mehr und Mehr. Sie musste den langen Weg, der vor ihr lag, Schritt für Schritt abschreiten, körperlich ebenso wie seelisch, und der Schritt, den sie heute zu machen hatte, war, den kleinen Fortschritt der Krankheit in ihrem Körper, der sich im Tumormarker gezeigt hatte, auch seelisch zu vollziehen. Es galt also, ihr den Zugang zu einer inneren Möglichkeit zu öffnen, eine innere Haltung zu finden, mit der sie diesen seelischen Schritt machen konnte.

Ich ebnete ihr den Zugang, indem ich sagte, dass *sich stellen* keine Heldentat sei, sondern eher ein langsamer und präziser Prozess des Wahrnehmens, welche Empfindungen eine bestimmte Information im Körper und in den Gefühlen auslöse. Und ich fragte: Wollen Sie nicht einmal bei dem Wissen beginnen, dass der Tumormarker gestiegen ist, sich nur einmal dem stellen, was Sie jetzt gerade erfahren haben?

Sie war einverstanden.

Ich bat sie, wie schon oft zuvor, die Augen zu schließen und nur noch mit den Händen zu zeigen, wo im Körper sie etwas wahrnehme, wenn sie an den gestiegenen Tumormarker denke. Es dauerte eine kleine Weile, bevor sie eine Hand auf ihren Bauch legte, wo sie längere Zeit liegenblieb. Dann wanderte die Hand langsam auf Brusthöhe, dann wieder zurück zum Bauch. So ging das ein paarmal hin und her. Dann wurde die andere Hand einbezogen, die eine blieb auf dem Bauch, die andere oberhalb der Brust liegen. Ich nehme an, dass sie erst einen Klumpen im Magen, dann ein Engegefühl im Brustbereich wahrnahm und dann beides. Das alles ging langsam suchend und tastend vor sich. Sie war jetzt in einem Zwiegespräch mit ihrem Körper und fern jeder Dramatik. Nach einer Weile verschoben sich beide Hände langsam weiter nach oben, die eine bis zum Halsansatz, während die andere den Hals umfasste. Und dann dauerte es nicht mehr lange, bis sie mit einer Hand ihre Augen verdeckte, weil sie zu weinen begann, und am Ende weinte sie in ihre beiden Hände hinein.

So hatte sie sich dem Problem gestellt: Sie war durch die beengenden Gefühle und Körperempfindungen hindurchgegangen, die sich im onkologischen Gespräch gebildet hatten, und die Enge löste sich schließlich im Weinen und wurde zu Weite. Als die Patientin mich mit offenem Blick wieder ansah, war sie im ganzen Körper entspannt, aber auch etwas erschöpft, so wie das bei Verarbeitungsprozessen, die mit seelisch-körperlichen Abreaktionen einhergehen, der Fall ist. Danach formulierte sie eine neue Perspektive auf das Problem des gestiegenen Tumormarkers. Es ist traurig, sagte sie ruhig, ja, es ist einfach traurig, mehr kann man dazu gar nicht sagen.

Das Beispiel zeigt einen von der Patientin erarbeiteten Veränderungsprozess vom Problem zur Lösung. Ein Teil der Lösung bestand in einer positiv veränderten Körperwahrnehmung. Eine Lösung geht in der Regel einher mit erhöhter innerer Ruhe, mit einem Körpergefühl von Weitung im Brustkorb und mit der Wahrnehmung des Körpers als Ganzem, während ein Problemerleben sich meist im Oberkörper konzentriert, in Form von Spannung und Enge im Bauch- oder Brustbereich. Der andere Teil der Lösung zeigte sich in dem, was die Patientin sagte: Es ist traurig, mehr kann man dazu gar nicht sagen.

Der gedankliche Teil eines Problems besteht im Wesentlichen in der Perspektive, mit der wir auf etwas blicken. Die Perspektive der Todesmutigkeit, mit der die Patientin sich dem Krebs als Ganzem stellen wollte, war eine Perspektive der hoffnungslosen Verzweiflung. Aus dieser Perspektive hatte sie ein Problem, das sie gar nicht lösen konnte, so groß und schrecklich war es. Wenn sie hingegen ihre Perspektive auf das viel kleinere Problem des gestiegenen Tumormarkers beschränkte, dann konnte sie das Problem durchaus bewältigen, konnte die schmerzliche Enttäuschung über den Misserfolg der Hormontherapie, die Trauer über den langsamen Fortschritt der Krankheit und ihre körperliche Angespanntheit in Form von Tränen abreagieren. Danach gab es eine Stimmigkeit zwischen ihren Gedanken und ihren Körperempfindungen. Beide drückten ruhige Trauer und Akzeptanz aus.

Was man an diesem Beispiel auch sehen kann, ist, dass wir mit den Problemen unserer PatientInnen, so auch mit dem Thema Todesangst, immer sehr konkret werden. Wir wollen wissen, welches Gesicht das Belastende, Bedrückende, Beängstigende heute hat, im Wissen, dass es morgen schon wieder ein anderes sein kann. Den Tod als Ganzes, das finale Ereignis lassen wir da stehen, wo es hingehört: am Horizont. Wenn die Patientin noch weit davon entfernt ist, dann kann sie nichts anderes sehen als einfach eine Linie, es ist ein dünnes Wissen von der Endlichkeit, das noch kein Gesicht hat. Erst wenn man sich dem Horizont des Lebens wirklich nähert, wird es konkret, konkret in Form von Schmerzen, Atembeschwerden, Müdigkeit, Schwäche. Kranke Menschen sterben ebenso wie alte allmählich und am Ende immer an etwas, wovon sie aus der Ferne gar nicht erkennen können, was es letztlich sein wird. Ob es dieses oder ein anderes Organ sein wird, welches versagt, das bestimmt am Ende, wie ein Mensch stirbt.

Wir kommen mit Sterben und Tod von Krebskranken am wenigsten dann in Berührung, wenn sie wirklich sterben. In der terminalen Phase braucht kein Mensch eine Psychoonkologin, weil Sterben ein körperlicher Prozess ist, der Körper hat die Führung übernommen und weiß, wie das geht. Das Wissen vom Sterben ist ein Körperwissen. Der Körper erarbeitet sich das Sterben, und es ist auf eine ganz andere Art oft eine sehr anstrengende Arbeit. Die Sterbende braucht zu diesem Zeitpunkt Menschen, die ihrem geplagten Körper Linderung verschaffen, und falls die Seele noch bewusst wahrnimmt, dass jetzt Sterben geschieht, dann braucht sie ihre Angehörigen um sich und manchmal vielleicht eine Seelsorgerin, die über einen Trost jenseits der Lebensgrenze verfügt.

Ich bin in der Betreuungskette von KrebspatientInnen viel weiter vorne und habe dort, viel früher, mit dem Thema von Sterben und Tod zu tun. Psychoonkologische Arbeit ist keine Sterbebegleitung am Ende des Lebens, sondern Begleitung in der Auseinandersetzung mit dem Sterben, lange bevor es so weit ist, dann, wenn Sterben noch ein psychisches Problem ist und noch keine körperliche Lösung für das physische Problem Krankheit. Zu einem viel früheren Zeitpunkt rede ich mit einer palliativ Kranken darüber, dass der Tod eine Lösung und kein Problem mehr sein wird, wenn man sterbenskrank ist. Ich rede mit ihr darüber, dass sie mit einer verzerrten Perspektive auf ihren eigenen Tod blickt, nämlich mit der Perspektive derjenigen, die sich gegenwärtig noch weitgehend gesund fühlt. Solange man nur im Kopf weiß, dass man eine tödliche Krankheit hat, unter der der Körper aber noch kaum leidet, ist das Wissen um den zwingenden Fortgang der Ereignisse extrem belastend, so belastend wie wohl eine Hinrichtung sein muss: sterben müssen aus dem vollen Leben heraus. Bei einer plötzlichen Krebsdiagnose oder wenn die Hoffnung auf Heilung durch eine Palliativdiagnose zerstört wird, passiert etwas in der menschlichen Psyche, was keinem Tier passieren könnte: Der Mensch stellt sich seine Zukunft im Rahmen seiner gefühlten Gegenwart vor. In einer lebenswerten Gegenwart erscheint der zukünftige Tod als ein erschreckendes Ereignis; erst im Rahmen einer nicht mehr lebenswerten Gegenwart erscheint der Tod als das, was er ist: als eine Lösung für Kraftlosigkeit und Schmerzen.

Erschöpfung

Ein Konsilium war angemeldet worden für Frau Z., die Diagnose lautete Leberzellkarzinom. Vor zwanzig Jahren, das stand auch noch geschrieben, hatte Frau Z. einen Suizidversuch unternommen. Sie wünschte ein Gespräch zusammen mit ihrem Mann. Ich ging am gleichen Tag hinüber auf die Station, auf der Frau Z. hospitalisiert war, um zu sehen, ob ich Glück hatte, den Mann zufällig anzutreffen; es wäre mir recht gewesen, denn heute hatte ich Zeit, morgen weniger. Frau Z. saß mit ihrer Bettnachbarin, einer uralt aussehenden Frau, am Tisch, um ihr Mittagessen einzunehmen oder auf jeden Fall vor ihrem Teller zu sitzen. Sie sah aus wie Schneewittchen: weiße Haut, schwarzes Haar, nur der Mund war nicht rot wie Blut, sondern blutleer.

Ich hatte kein Glück, der Mann war nicht da. Als Frau Z. merkte, dass mein Besuch ihr galt, sah sie mich mild erwartungsvoll an, nein, eher höflich als mild erwartungsvoll und frei von jeder Vitalität. Ich stellte mich vor als Psychoonkologin und ließ mir bestätigen, dass sie ein Gespräch mit mir gewünscht habe. Sie sagte: Ja gerne, aber lieber zusammen mit meinem Mann. Sie sagte es ziemlich leise, und man merkte, dass sie keine Kraft hatte, lauter zu reden. Das Leise wirkte sowohl krankheitsbedingt als auch konstitutionell. Heute am frühen Abend?, fragte ich. Nein, heute komme er wahrscheinlich nicht. Frau Z. ließ das so im Raum stehen; ich hatte nicht den Eindruck, dass sie das Gespräch besonders dringend wünschte. Da bot ich mit einer bestimmten Uhrzeit den morgigen Nachmittag an, was sie ebenfalls im Raum stehen ließ, indem sie nämlich ins Leere sah, dann aber doch eine Schulter fast unmerklich hob und modulationslos bemerkte, dass sie nicht wisse, ob ihr Mann dann da sein werde. Ich war in einem anderen energetischen Zustand als sie und schlug vor, dass ich auf jeden Fall käme, ich könne ja sonst auch zunächst mit ihr allein reden. Sie nickte ein wenig, ich ging.

Am nächsten Tag war der Ehemann da, sie saßen bereits beide am Tisch, Frau Z. in einem mit einer Wolldecke gepolsterten Sessel; sie trug ein warmes Jäckchen über ihrem Nachthemd. Der Mann hatte wache, aktive, interessierte Augen und etwa meine Energie: gesprächsbereit, bereit, etwas anzupacken, zu verändern und zu verbessern. Ich wendete mich der Patientin zu und fragte sie, was sie am meisten belaste, denn wir brauchen ja einen Fokus für Veränderung und Verbesserung. Sie sagte, am meisten belaste sie ihre Schwäche. Es war offensichtlich, dass sie psychisch und physisch sehr geschwächt war. Sie hatte Wasser im Bauch und in den Beinen, sodass sie in der unteren Körperhälfte kräftig, fast schwer wirkte, aber das war nicht ihre Natur, ihre Natur zeigte sich in der oberen Hälfte, die zum Auseinanderbrechen zart war. Zart, schwach, energie- und kraftlos. Der Mann informierte mich über den medizinischen Schwebezustand, im Moment punktiere man regelmäßig das Wasser, suche aber nach nachhaltigeren medizinischen Strategien, auch eine Chemotherapie sei geplant, allerdings müsse man damit warten, bis seine Frau in einem besseren Allgemeinzustand sei. Er sah mich freundlich auffordernd an, nun mit meinem psychologischen Know-how bei seiner Frau tätig zu werden, der Allgemeinzustand, sagte er, sich meiner Zustimmung gewiss, werde ja auch von der psychischen Seite her gespeist und genährt, und ich stimmte ihm zu und wusste nicht, wie ich das anstellen sollte. Die Frau saß teilnahmslos in ihrem Sessel.

Ich fragte sie, ob es irgendetwas gebe, was ihr Freude machen würde. Sie verneinte sanft. Das Essen vielleicht?, was sie wiederum verneinte, da sie gar keinen Appetit habe, was mich nicht wunderte. Lesen? Nein, erwiderte sie, sie könne sich nicht genügend konzentrieren, um etwas aufzunehmen. Das alles war offensichtlich, und ich hätte es gar nicht fragen müssen. Aber was sollte ich denn sonst sagen oder fragen? Der Mann verfolgte aufmerksam meine professionellen Bemühungen, und ich kam an den Punkt, an dem ich Farbe bekennen musste. Ich hätte den Eindruck, sagte ich zu ihm, das Problem liege im Moment eher auf der medizinischen Seite. Wenn seine Frau körperlich so geschwächt sei, dann gebe es auch keinen psychischen Antrieb, und man müsse wohl davon ausgehen, dass eine psychische Kräftigung erst in Folge einer körperlichen eintreten könne, und das hieße auch, ließ ich in etwas anderen Worten durchblicken, dass ich die Batterien seiner Frau nicht psychologisch aufladen könne. Der Mann sagte etwas enttäuscht, aber zum Glück nicht vorwurfsvoll, dann müsse man eben weiter auf die Ärzte hoffen.

Die Frau, das sah man, hoffte auf gar nichts, sondern war froh, wenn ich mit ihrem Mann und nicht mit ihr sprach; dann musste sie sich nicht auf das Gespräch konzentrieren und sich nicht anstrengen zu reden. Ich sagte nun zu ihr, dass ich den Eindruck hätte, alles sei viel zu anstrengend für sie, auch ein Gespräch sei zu anstrengend, was sie wortlos und, wie mir schien, auch eine Spur dankbar bestätigte, denn dies war wohl die erste passende Bemerkung, die mir ihr gegenüber eingefallen war.

Eigentlich hätte ich nun gehen müssen, um nicht selbst den anhaltenden Grund für weitere Belastung darzustellen. Aber ich konnte nicht gehen, weil es kein gutes Ende war. Der Mann hatte mehr erwartet, die Frau hatte nicht profitiert; ich blieb also sitzen und fragte die Frau, ob ich ihr noch eine letzte Frage stellen dürfe. Sie nickte mild und erwartungslos. Ich fragte, ob sie lieber leben oder sterben wolle. Da war sie auf einmal da mit wachem Blick und antwortete rasch, leise und bestimmt: Sterben.

Es bestand kein Zweifel, dass sie die Wahrheit sagte. Ihre Antwort veränderte die Dynamik in unserer Dreierrunde. Ich sah ihren Mann an und sagte nichts, aber natürlich sagte mein Blick: Wie soll ich einem Menschen helfen, Kraft zu schöpfen für sein Weiterleben, wenn dieser Mensch gar nicht weiterleben will?

Der Mann war irritiert, er verlor etwas von seiner Energie, zunächst rein körperlich, dann sagte er mehr zu sich selbst als zu mir: Natürlich höre ich das, aber ich kann es nicht glauben, ich will es auch nicht glauben.

Da hatte er ebenfalls die Wahrheit, seine Wahrheit, gesagt. Nun war das Gespräch an seinem richtigen Ende, und eigentlich konnte ich gehen. Doch ich blieb noch einen Moment und fragte die Frau, die nun weniger erschöpft aussah, ob es irgendetwas gäbe, wofür sie dennoch bereit wäre weiterzuleben. Sie sah mit müdem, warmem Blick ihren Mann an und sagte: Für dich mache ich noch weiter.

Ihrem Mann zuliebe war sie bereit, ihren Körper weiteren medizinisch empfohlenen Therapien zur Verfügung zu stellen, aber die Batterien ihrer Seele waren schon abgeschaltet. Mehr konnte er nicht bekommen. Ich stand auf, verabschiedete mich, und die Frau hatte immer noch einen wachen Blick und dankte mir für das Gespräch.

Der Mann mit dem Hirntumor und seine Frau

Es gibt einen Stoff, einen Lebensstoff, den der Mensch sich nicht aussucht. Einer kann einen Hirntumor haben, der langsam wächst und schließlich operiert werden muss, und nach der Operation ist er halbseitig gelähmt. Oder eine muss hinnehmen, dass ihr Mann einen Hirntumor hat, der wächst, der operativ entfernt wird, und danach sitzt ihr Mann für immer im Rollstuhl. Als Psychoonkologin stehe ich dem Krebsbetroffenen mit meinem Wissen und Können zur Verfügung, und wenn es ein Paar ist, dann gibt es zwei Betroffene.

Ich sehe das Paar schon vor unserer Begegnung durch die Fensterscheibe. In Jeans und Turnschuhen springt eine große, resolute Frau aus dem Auto, holt schwungvoll einen Rollstuhl aus dem Kofferraum, klappt ihn zackig auf, schiebt ihn optimal an die Beifahrerseite des Autos. Dann hilft sie einem Mann beim Aus- und Umsteigen. Behutsam greift sie ihm unter die Achsel, neigt ihren Hals so, dass er leicht seinen rechten Arm um sie legen kann, hebt ihn sacht in den Rollstuhl, schiebt ihm ein Kissen in den Rücken, bückt sich zu ihm hinunter, fragt etwas, verschiebt das Kissen ein bisschen und bewegt sich dann mit ihrem kostbaren Gut langsam auf die Eingangstür zu. Ich gehe ihnen entgegen, der Mann reicht mir seine rechte Hand, die linke liegt verkrampft im Schoß. Die Frau schiebt umsichtig den Rollstuhl in das Sprechzimmer. Der Mann hat große dunkle Augen in einem weichen Gesicht, aber sie zeigen kaum ein Echo auf unsere Begrüßung; es ist, als ob ihn die Situation nicht wirklich etwas angehe. Neugierig schaut er sich um, mehr an den Dingen als an den Menschen im Sprechzimmer interessiert.

Die Frau spricht. Sie berichtet, wie der Mann sich nach der Operation in eine Rehabilitationsklinik begeben hat in der Hoffnung, durch gezieltes, intensives Training seine Gehfähigkeit wiederzuerlangen. Nach drei Monaten kehrt er im Rollstuhl zurück. Er kann ein paar wacklige Schritte machen, wenn er sich gut festhält an seiner Gehhilfe, das erlaubt ihm, sich selbst anzukleiden, sich zu waschen, die Toilette zu erreichen. Wenn wir zum Beispiel am Abend ein Konzert besuchen wollen, sagt die Frau, dann lege ich ihm am Mittag die Kleider so zurecht, dass er sich alleine umziehen kann. Wenn ich von der Arbeit nach Hause komme, ist er fertig, und wir können rechtzeitig gehen. Früher waren wir ein Liebespaar, sagt die Frau, heute sind wir ein funktionierendes Team.

Die Frau schlägt vor, dass der Mann in Zukunft allein zu den Gesprächen kommen soll. Sie ist der Meinung, er hat es nötiger als sie, da er ungleich mehr erlebt hat, was es zu verarbeiten gilt. Für dich ist es so viel schlimmer, Mischa, sagt sie, ich glaube, dir würde es guttun, wenn du mit jemandem reden könntest.

Ich bemerke, dass dem Mann Tränen in die Augen treten, jetzt und jedes Mal, wenn sie sein Leiden anspricht. Er senkt den Kopf, und sein Gesicht zeigt einen unerhört schmerzlichen Ausdruck.

Die Frau beschreibt das Leiden des Mannes anschaulich. Wie er viele Stunden am Tag allein zu Hause sitzt. Wie er neben dem Spielen am Computer kaum eine Beschäftigung hat. Wie er manchmal versucht zu schreiben, aber die Buchstabenfolge ihm nicht mehr sicher gehorcht. Wie er meist auf dem Sofa liegt und schläft, wenn sie nach Hause kommt. Immer dann, wenn sie an sein Leiden rührt, erscheint dieser schmerzliche Ausdruck auf seinem Gesicht. Er verschwindet, wenn die Frau eine andere Weise anstimmt; doch wenn sie Lob und Anerkennung einfließen lässt – ich bewundere dich immer wieder, Mischa, wie wenig du klagst –, dann leuchten seine großen Augen in unerhörter Zufriedenheit.

In rascher Rede skizziert die Frau die Situation im letzten halben Jahr. Sie spricht zu mir, wendet sich aber auch immer wieder ihrem Mann zu – so war es doch, Mischa, nicht wahr? Er war so verzweifelt, als er von der Rehaklinik zurückkam und wusste, dass er nie mehr wird gehen können. Weißt du noch, Mischa, sagt sie, wie du zurückkamst aus R., ich habe dich auf den Balkon unserer neuen barrierefreien Wohnung geschoben, und da saßest du in der Sonne und hast vor dich hingestarrt. Das war sehr schwer für ihn, sagt sie, während seine Augen still überlaufen. Auf die vielen gegenwärtigen Gefühlsechos auf seinem Gesicht geht die Frau nicht ein. Da unterbreche ich sie und frage den Mann, wie ihm zumute ist.

Er lässt sich Zeit mit der Antwort, viel Zeit. In seinem Gedächtnis sucht er nach den richtigen Worten, stockend verwebt er sie mit seiner weichen Stimme und dem dunklen Blick zu einem Gefühlsteppich, in dem changierende Stimmungen auf- und untertauchen, ineinander übergehen und wieder verschwinden. Was er berichtet, ist einfach. Ja, da saß er in der Sonne und hörte das Lachen der neuen Nachbarn auf dem unteren Balkon. Das, sagt er, ist ein schlimmer Moment gewesen.

Der Gefühlsteppich ist dunkel vor Verzweiflung und Verbitterung. Doch dann wechselt er unversehens seine Farbe – aber inzwischen habe ich mich an meinen Cadillac gewöhnt, und vergnügt tätschelt er die schwarze Armlehne seines Rollstuhls. Und falls seine Frau nicht wieder das Gespräch übernimmt, erzählt er noch dieses und jenes, und auf seiner Modulationspalette nimmt man neben einer genuinen Erzählfreude auch die Freude wahr, hin und wieder einen kleinen Vorwurf an seine Frau einfließen zu lassen – so gestresst ist sie, immer so gestresst –, man nimmt eine Traurigkeit wahr, die zur Selbstrührung tendiert, Witz, Koketterie und einen tiefen See an Ratlosigkeit, wenn er den Faden verliert.

Seit etwa einem halben Jahr, seit er zurück ist aus der Rehabilitation, ist das Verhältnis zwischen ihnen ein anderes geworden, berichtet die Frau. Sie haben sich einander entfremdet, nicht gänzlich, aber doch in einem wesentlichen Belang: Sie haben ihre körperliche Intimität verloren. Sie sagt, dass sie ihren Mann nicht mehr zärtlich umarmt, sondern ihm hilfreich unter die Arme greift, dass keine Berührungen mehr zwischen ihnen stattfinden, die nicht funktioneller Natur sind. Dass es nur noch um praktische Hilfe geht, das liegt nicht an ihr, sagt die Frau und wirkt in diesem Moment auf einmal traurig. Ich erinnere mich, wie sie ihrem Mann aus dem Auto und in den Rollstuhl geholfen hat, ersatzweise funktionelle Berührungen. Der Mann hat viel verloren, die Frau auch.

Während sie über die verlorene Intimität klagt, hat er sich wieder eingerichtet in seinem Unbeteiligtsein, beobachtet freundlich unser Gespräch. Ich gebe der Frau zu verstehen, dass ich erfasse, was sie meint, ich gehe auf sie ein und fühle mich doch nicht wohl in der Situation, weil da der Mann ist, der zuschaut, wie ich auf die Frau eingehe; es kommt mir so vor, als ob nicht ich das Paar und seine Dynamik studiere, sondern als ob der Mann mich und seine Frau studiert, ja, dass für den Mann eigentlich die

Psychoonkologin und seine Frau ein Paar sind, an dem er allerdings bald das Interesse verliert. Ich sehe, wie er mit seiner Aufmerksamkeit wieder bei den Dingen ist, die im Sprechzimmer an der Wand hängen und auf dem Tisch stehen und liegen, und jetzt sagt die Frau, dass man ihrem Mann nach einem solchen Schicksalsschlag auch psychologisch unter die Arme greifen muss. Sie sagt, dass er den ganzen Tag antriebslos in seinem Rollstuhl sitzt, so als ob ihm alles egal ist; manchmal hat sie allerdings auch den Eindruck, als ob er sie provozieren will, als ob er sich absichtlich gehenlässt, weil er eigentlich aggressiv ist, dass alles so ist, wie es ist. Aber, Mischa, sagt sie, das Leben geht weiter, und du musst etwas daraus machen. Als sie Mischa sagt, da ist der Mann mit seiner Aufmerksamkeit wieder da, er sieht sie interessiert an, seine Frau, die Mischa und du zu ihm sagt und sagt, dass er Hilfe braucht, und ich wende mich an den Mann, um ihn zu fragen, ob er Hilfe braucht, und bin froh, dass ich ihn überhaupt etwas fragen kann. Der Mann schüttelt den Kopf und sagt auch jetzt wieder, dass seine Frau immer so gestresst ist, so gestresst. Ich kann nicht einordnen, ob der Mann nicht nur halbseitig gelähmt, sondern auch kognitiv und emotional verändert ist. Aber ich sehe, dass er mit seiner Aufmerksamkeit, mit seinem dunklen Blick zurückkommt, sobald seine Frau ihn direkt anspricht, sobald sie Mischa sagt, appellierend, insistierend, vorwurfsvoll, eindringlich; dann ist der Mann wieder ganz da, dann scheint er sich zu freuen, sich einfach daran zu freuen, dass sie Mischa und du sagt, das scheint ihm zu gefallen, wenn es ganz unmittelbar wird, aber wenn sie zu viele Vorschläge und Forderungen formuliert, dann verlässt er sie wieder mit seiner Aufmerksamkeit, und die Frau wendet sich ohnmächtig und überaktiv an mich, an die Fachperson.

Die Frau spricht. Früher waren sie sich körperlich und seelisch nahe, das ist der Stil ihrer Ehe gewesen. Da sie kinderlos geblieben sind, haben Aufmerksamkeit und Zärtlichkeit ganz einander gegolten. Seit der Operation aber ist diese Nähe nicht mehr da.

Wir haben uns voneinander zurückgezogen, sagt sie, wir funktionieren gut zusammen, aber innerlich sind wir beide allein. Zum ersten Mal bezieht die Frau sich selbst in die schwierige Situation mit ein. Und dann führt sie Gründe an, geht in die Details: Wir haben beide so viel zu tun mit der Bewältigung des Alltags, zu mehr ist gar keine Zeit. Mein Mann ist viel mit sich selbst beschäftigt, und ich bin stark von meiner beruflichen Arbeit gefordert.

Ihre Erklärungen decken die Sehnsucht nach der Nähe und das Leiden an der Ferne wieder zu. Das ist normal, dieses Kreisen, man nähert sich und entfernt sich und nähert sich wieder bei den schwierigen Heimwehthemen, die innerlich drängen und weh tun.

Wie sehen Sie das, frage ich den Mann, haben Sie sich auch zurückgezogen von Ihrer Frau? Er scheint nicht lebhaft an dieser Frage interessiert zu sein, etwas steif antwortet er: Ja, wahrscheinlich schon.

Ich befürchte, dass der weitere Prozess vor allem Schmerzen für die Frau bereithält, aber vielleicht auch die Möglichkeit zu innerem Frieden, indem falsche Hoffnung begraben und Realität akzeptiert werden kann. Den Vorschlag der Frau, dass ich in Zukunft mit dem Mann allein spreche, verwerfe ich spätestens jetzt, eher scheint es mir um eine Unterstützung der Frau unter dem Vorwand einer Paartherapie zu gehen. Ich frage sie, wie der Verlust an Nähe für sie sei. Sie wird stiller, einen Moment ganz still, dann sagt sie: Ich halte das schlecht aus.

Die Geschichte der Frau rückt ins Zentrum meiner Aufmerksamkeit. Der Mann ist wie ein Saiteninstrument, eine Violine oder Harfe, und je nachdem welche Saite man zupft, so hell und fröhlich oder so dunkel und wehmütig klingt der Ton an, er klingt an als eine unmittelbare Resonanz auf Gegenwärtiges, auf alles Gegenwärtige, was unmittelbar mit ihm zu tun hat. Die Frau aber hat einen festen inneren Fokus, sie hat die Nähe zu ihrem Mann verloren, und das hält sie schlecht aus. Was braucht sie, was wünscht sie sich von ihrem Mann? Sie sagt: Ich wünsche mir, dass er irgendetwas tut, was nur mir gilt. Leider macht sie ihm sofort konkrete Vorschläge, was dies sein könnte. Ich unterbreche sie und frage den Mann, ob ihm selbst etwas einfällt zum Wunsch seiner Frau, etwas zu tun, was nur ihr gilt. Mit vielversprechendem Gesichtsausdruck scheint er verschiedene Möglichkeiten zu prüfen, bevor er sich für die folgende entscheidet: Ich könnte sie bitten, mich zu massieren.

Die Frau lacht zuerst, der Mann folgt ihr. Sie kennen ihre Rollen und wissen, dass es ein Vergnügen für sie ist, ihn wie eine edle, erlesene, unschätzbare Kostbarkeit zu behandeln, und dass seine Selbsteinschätzung sich weitgehend damit deckt. Der Mann wird um einen neuen Versuch gebeten. Er braucht mehrere Anläufe, bis ihm etwas zur Person seiner Frau und nicht zu seiner eigenen einfällt. Es wird vereinbart, dass beide bis zur nächsten Sitzung bewusst etwas für die Beziehung tun, etwas Kleines, Überlegtes, was dem anderen Freude bereitet. Wie früher, sagt die Frau spontan und erzählt von den kleinen Überraschungen aus den Nähezeiten ihrer Ehe. Dann wendet sie umsichtig den Rollstuhl im Sprechzimmer und schiebt den kostbaren Cadillac achtsam hinaus.

Die zweite Sitzung eröffnet die Frau mit dem Wunsch, über das Thema Sexualität zu sprechen. Sie erzählt von der verlorengegangenen körperlichen Liebe. Er hat sich nach diesem Einbruch zurückgezogen, sagt die Frau. Ich habe das Gespräch mit ihm gesucht, ihn gefragt, wie es ihm geht, aber er wollte nicht darüber sprechen. Da habe ich mich auch langsam zurückgezogen. Ich glaube, wir getrauen uns beide nicht mehr, aufeinander zuzugehen. Dabei war Sexualität, sagt sie, immer etwas ganz Wichtiges in unserer Beziehung. So war es doch, Mischa?, fragt sie, und der Blick, mit dem er ihr antwortet, schillert melancholisch, verführerisch, verschmitzt, dunkel und nah.

Es gibt einen Eheolymp, da sitzen die lebenslänglichen Liebes- und Leidenschaftspaare. Jahrzehntelang tafeln sie mit inniger Lust und hören nicht auf, sich gegenseitig zu begehren. Ein solches Paar sitzt in meinem Sprechzimmer. Wie im Zeugenstand lässt die Frau den Gelähmten auferstehen als ihren starken männlichen Verführer und Liebhaber, erinnert das Glück seiner Umarmung, das ihrem unsteten Wesen Halt und Nahrung gab. Dass das heute nicht mehr so ist, halte ich schlecht aus, sagt sie mit stockender Stimme. Und sie beginnt von sich zu sprechen, von ihrer vordergründigen Stärke, von der mangelnden Erdung in ihrem Innern, von der verborgenen Bedürftigkeit ihres Seins. Langsam kehren sich die Größenverhältnisse im Zimmer um. Die Lähmung wechselt den Platz. Während die Frau in unbeweglicher Haltung dasitzt, kommt der Rollstuhl in Bewegung. Die gesunde Hand des Mannes liegt auf dem rechten Rad, schiebt es sachte hin und her, rollt es vor und zurück, beginnt kleine, stetig größer werdende Bogen und Schlaufen zu fahren. Der Hintergrund des Zimmers wird zur Tanzfläche, auf der sich der Rollstuhl lautlos wendet und dreht. Wir Frauen sehen es zunächst nicht, so diskret setzt die Untermalung des Gesprächs ein, aber als der Tanz lebhafter wird, fesselt er unsere Aufmerksamkeit, gebannt sehen wir dem auf zwei großen Gummirädern vollführten Ballett zu, so lange, bis der Rollstuhl wieder stillsteht, als sei nichts geschehen.

Es muss weitergearbeitet werden, der Frau zuliebe. Ich bitte sie, ihren Mann im Blickkontakt zu suchen, ohne zu sprechen. Der Frau fällt das schwer, so wie es jedem Menschen schwerfallen würde, dessen sicherstes Terrain das Reden ist. Sie hält es einen Moment lang aus, bis sie ziemlich überstürzt sagt: Immer machst du diesen melancholischen Blick, Mischa, so kann ich dir nicht in die Augen sehen, und sie zieht es vor, über seinen Blick zu reden, in welchem nichts anderes liegt als tiefe Ruhe. Danach wagt sie es noch mal und setzt sich dem Blick nochmals aus. Nein, es geht nicht, sagt sie ebenso hastig wie beim ersten Mal, er rutscht immer weg, so ist er eben, er ist unfassbar.

Der Mann sitzt ungerührt etwa einen halben Meter von ihr entfernt und schaut gelassen auf den Angstüberwindungsprozess seiner Frau. Ich fordere die Frau nun auf, so viel Abstand zu ihrem Mann einzunehmen, dass keine Angst aufkommen kann. Setzen Sie sich so weit weg, sage ich, dass Sie seinen Blick ertragen können, ohne sprechen zu müssen. Die Frau platziert sich etwa zwei Meter von ihm entfernt, und nun geht es. Schweigend setzt sie sich seinem Blick aus, zehn, fünfzehn Sekunden lang, bis sie sich auf einmal weit über ihren Sessel hinauslehnt, mit einem entschiedenen Griff heftig den Rollstuhl zu sich heranzieht und ihren Mann aufschluchzend umarmt. Er umfängt sie mit seinem rechten Arm, und für eine Weile wird es still im Sprechzimmer.

Es ist das, was möglich ist in einer Therapie. Die ganze Krankheit, die ganze Sexualität kann man nicht behandeln. Wir Menschen haben die Fähigkeit, auf Hügeln und Bergen zu stehen und große Gebiete unseres Lebens zu überblicken; suchen wir aber Veränderung und Verbesserung, dann müssen wir kleine Parzellen umgraben. Die Schätze sind in Situationen versteckt. Wenn wir exakt von da aus graben, wo wir gegenwärtig stehen, dann lassen sich die Schätze ziemlich gut finden. Sie kündigen sich an durch ein Klingeln im Körper, durch ein Blinken im Gefühl, und wenn man den Schatz in der Hand hält, dann weiß man genau – das ist es, wonach ich gesucht habe. Als die Frau den Rollstuhl und den Kopf des Mannes an sich zieht und sich nach langer Zeit wieder in seinen Arm bettet, breitet sich ein Klingeln und Blinken im Sprechzimmer aus, wie es märchenhafter nicht hätte sein können.

In der nächsten Sitzung hat sich die Lage emotional wieder stabilisiert. Das Paar wirkt ruhig, die Frau spricht wenig. Der Mann kommt von sich aus auf das Thema Sexualität zurück. Er sagt ungefähr dies: Ich sehe nicht aus wie ein Kerl, und dazu macht er mit seinem gesunden Arm eine komische Halbstarkenbewegung, aber ein guter Liebhaber, das bin ich immer gewesen. Dort hat die Krankheit mir am meisten genommen, sagt er, in meiner Männlichkeit. Sie hat mein Selbstverständnis als Mann geknickt.

Er spricht besonnen, er ist nicht so gefühlvoll wie sonst. Er dankt seiner Frau für ihre Fürsorge.

Niemand kann mich so gut halten wie du, sagt er, jetzt, wo ich behindert bin. Manchmal muss ich Hilfe von anderen annehmen, und es tut mir körperlich und seelisch weh, wie sie mich anfassen. Nur du, du machst es genau richtig.

Er sieht sie ruhig und tränenlos an, während er das sagt, und sie nimmt auf, was ihr, nur ihr gilt.

Wir sind am Ende angelangt. Die Winterzeit hat das Zimmer unbemerkt in Dämmerung getaucht. Die Frau verabschiedet sich dankend, der Mann reicht mir freundlich seine Hand aus dem Rollstuhl.

«Das Leben ist einsam, armselig, obszön, stumpfsinnig und kurz.»

Thomas Hobbes, Philosoph

Manchmal wundere ich mich, wie diszipliniert Krebspatienten mit der Tatsache umgehen, dass sie lebensbedrohlich erkrankt sind. Sie behalten die Fassung, wenn man es ihnen mitteilt, sie nehmen zur Kenntnis, wenn der Verlauf sich verschlechtert, und wenn sie erfahren, dass sie nun bald sterben müssen, dann kooperieren sie immer noch. Die meisten von ihnen machen keinen Radau, flippen nicht aus und werden nicht verrückt. Sie weinen sich nicht einmal zu Tode, nein, sie sterben korrekt an der törichten Krankheit.

Aber es gibt Ausnahmen, zum Beispiel Frau X. Es fing damit an, dass ihr linker Arm beim Autofahren vom Steuerrad rutschte, in ihren Schoß fiel und dort gelähmt liegenblieb. Sie bekam eine ganzheitliche Schrecklähmung, das Mindeste, was sie sich als Mensch schuldig war. Dann fuhr sie an den Straßenrand, atmete mehrmals heftig durch und mobilisierte Hilfe. Sie kam ins Krankenhaus, ein Hirntumor wurde diagnostiziert, inoperabel, aber langsam wachsend, sehr langsam. Man leistet an der ärztlichen Front zu Recht erste Hilfe, indem man die schlechte Nachricht augenblicklich durch die gute relativiert: sehr langsam wachsend, zehn Jahre und mehr Überlebenswahrscheinlichkeit.

Die Frau ließ sich nicht täuschen, für sie kam es keine Sekunde in Frage, sich angesichts eines solchen Skandals weiterhin normal zu verhalten. Sie stellte augenblicklich ihre Ernährung ein, trank eine Menge Alkohol, fiel die Treppen rauf und runter, war voll blauer Flecke, wenn sie in die Therapiestunde kam. Trotz gezielter Medikation hielt sie ihren linken Arm – aus organischen oder psychischen Gründen, es blieb ärztlicherseits offen – weiterhin schlaff von sich weg, auch die baumelnde linke Hand. Mir fiel ein, sie zu fragen, ob sie leben oder sterben wolle. Eine Spur mehr leben, sagte sie. Oft sah ich sie nicht, der Weg war weit, und sie hatte zwei Kinder, neunjährige Zwillinge. Wir telefonierten einmal die Woche, sie meldete sich mit: Hier ist Frau X., die mit dem Hirntumor.

Dann erzählte sie, dass es ihr nicht schlechtgehe, außer dass sie linksseitig lahme und Krebs im Kopf habe. Sie war witzig, grotesk und schamlos destruktiv.

Irgendwann rief der Ehemann mich an, um mir mitzuteilen, dass der psychische Zustand seiner Frau sich zunehmend verschlechtere. Gestern, berichtete er in akuter Sorge, erhielt ich in der Firma einen Notfallanruf meiner Kinder. Meine Frau hatte auf leeren Magen eine Flasche Weißwein getrunken, wollte dann ins untere Stockwerk, konnte aber nicht mehr richtig laufen. Die

Kinder haben sie daran gehindert, die Treppe hinunterzugehen, woraufhin meine Frau anfing zu randalieren, zu schlagen und zu schreien. Die Kinder wussten sich keinen anderen Rat, als sie am Bett festzubinden. Sie können sich vorstellen, wie schockiert ich war, als ich diese Situation bei meinem Eintreffen zu Hause vorfand. Aber noch mehr Sorge, fuhr er fort, macht mir der geistige Verfall meiner Frau. Sie ist Argumenten kaum noch zugänglich. Stereotyp, etwa fünfzigmal am Tag in genau dem gleichen Wortlaut, wiederholt sie, sie sei der letzte Müllmensch, und verlangt, dass endlich jemand sie entsorge. Ich habe das Vertrauen in die Zurechnungsfähigkeit meiner Frau fast vollständig verloren, und mein Einfluss auf sie schwindet leider von Tag zu Tag. Haben Sie eine Idee, fragte er in verständlicher Überforderung, wie diese Situation zum Besseren gewendet werden könnte?

Ich war mir unschlüssig, was ich antworten sollte. Natürlich fand ich das Benehmen der Patientin für den Ehemann belastend und für die Kinder eine Zumutung, obwohl die Kleinen mit der Fesselung der Mama ja auch nicht gerade Einfallslosigkeit bewiesen hatten. Aber was hieß denn *die Situation zum Besseren wenden*? Natürlich wäre es für die Familie das Beste, wenn Frau und Mutter funktionieren würde wie bisher, aber für die Patientin selbst war das Beste vielleicht diese verrückte Reaktion. Ich ging davon aus, dass sie sich verrückt benahm, weil der Krebs in ihrem Kopf zum Verrücktwerden war. Katastrophe im Kopf macht katastrophales Verhalten, ich fand es ziemlich psycho-logisch. Trotz ihrer Alkoholabstürze kam sie mir blitznüchtern vor, und in ihrer Nüchternheit von stupender Konsequenz. Natürlich war es nicht immer angenehm, ihre Psychotherapeutin zu sein, noch schwerer mit Sicherheit ihr Ehemann oder ihre Kinder. Es brauchte Nerven, mit anzusehen, wie sie ihr durch die Diagnose lädiertes Leben in die Ecke schmiss und rigoros darauf herumtrampelte. Mir schien es so etwas wie ein himmelschreiender Verzweiflungs-, Verdüsterungs- und Tobsuchtskrampfanfall ohne absehbares Ende – aber warum eigentlich nicht, sagte ich mir, wenn das Leben verdammt einsam, obszön armselig, grauenvoll stumpfsinnig und um einiges kürzer geworden ist als erwartet?

Ich wusste, weil wir bei anderer Gelegenheit schon darüber gesprochen hatten, dass sie auf keinen Fall eine Ehetherapie wollte, so überwies ich den Ehemann an meinen psychoonkologischen Kollegen, die Kleinen an die Kinderpsychoonkologin.

Was ist eigentlich normal, wenn man Krebs im Kopf, im Bauch, im Busen oder Hoden hat? Wenn ich mit einem ungefähren Blick die Mehrheit der Krebsbetroffenen umfasse, dann scheint normal zu sein, dass die Diagnose Krebs einem zunächst die Sprache verschlägt, wofür jedermann Verständnis hat; scheint normal zu sein, dass man als Nächstes hochgradige Angst bekommt, welches ohne

Zweifel das geeignetste Gefühl ist, um mit den professionellen Helfern optimal zu kooperieren; scheint normal zu sein, dass man sich von nun an bis zum Tod, falls der stumpfsinnige Krebs darauf hinausläuft, an die Regeln der Außenwelt hält. Die Männer sind tapfer, weil es die Regel so will, die Frauen weinen eher, aus dem gleichen Grund. Das, was vom Individuum, ich meine immerhin von der eigenen einzigartigen Identität und Unverwechselbarkeit des Einzelnen, nach außen dringt, ist oft nicht mehr als ein Hauch von dieser oder jener Eigenart im Umgang mit der Krankheit, gerade so viel, dass man persönlichkeitsmäßig von dem Krebskranken rechts und der Krebsbetroffenen links unterschieden werden kann. Ansonsten ist ein weitherum ähnliches Sichängstigen, Trauern und Ertragen, was der Außenwelt Gelegenheit gibt, einfühlsam auf die Leidenden einzugehen.

Anders ist es, wenn jemand, der Krebs im Kopf hat, sich auffällig, destruktiv und renitent benimmt. Dann wird der Graben zwischen den Krebskranken und den Krebsgesunden erst richtig sichtbar.

Ich vermute, dass Krebshaben sich so anfühlt, dass da, wo ich Alltag und Herbstlaub im Kopf habe, der andere eine Bombe hat. Und mit einer Krebsbombe im Kopf tickt es sich einfach anders, vermute ich, vielleicht so wie bei der beschriebenen Patientin. Ob es schon besonders kreativ ist, sich zu betrinken, herumzufallen und sich von seinen

Kindern am Bett anbinden zu lassen, sei dahingestellt, aber angesichts der Radikalität meiner Patientin ist das ohnehin nur der Auftakt zu einem zunehmend phantasievollen Rundumschlag auf die Tatsache, dass das Leben einsam, armselig, obszön und so weiter ist. Wir Krebsgesunden haben in unseren Köpfen ja auch eine Menge Platz für Kummer und Sorgen. Aber was wir nicht haben, glaube ich, ist eine Ahnung davon, wie es ist, eine Bombe im Kopf zu haben. Und die Bombe sitzt immer im Kopf, auch wenn der Krebs auf Hodenhöhe ist.

Viele krebskranke Menschen, das sage ich durchaus im Widerspruch zu meinen empathischen Bemerkungen in vorangegangenen Kapiteln, benehmen sich erschütternd normal. Sie sind überzeugt, dass sie wieder gesund werden, und wenn es nicht so ist, dann glauben sie es trotzdem. Der Glaube an ein Wunder wäre ja an sich etwas einigermaßen Verrücktes, aber sie sind so zahlreich, die Wundergläubigen, dass es längst mehr eine krebsnormale Bewältigungsstrategie als eine kreative Krebsgestaltungsidee ist, darauf zu verfallen. Dürften die, die Krebs im Kopf haben, sich nicht manchmal eine etwas – wie soll ich sagen? – bombigere Stellungnahme zu dieser doch ziemlich extremen Angelegenheit erlauben? Wer weiß, wie lange der Einzelne noch Zeit hat, ein einzigartiges, unverwechselbares Individuum zu sein.

Vielleicht wegen eigener Überanpassung an westeuropäische Identitätsnormen schätze ich bei anderen interessante Abweichungen davon, schätze es, wenn Menschen sich eigenartig benehmen, wenn sie zu laut reden, sich grell anziehen, abwegige Sachen sagen, wenn sie stur, schräg, bizarr oder komisch sind. Zum Glück gibt es immer wieder solche. Sie sind oftmals die Schwierigen, machen es mir schwer, bringen mich aus der Fassung, fordern und strapazieren mich – aber sie sind die, die mir eine Vorstellung davon geben, wie riesig die Freiheit ist, auf eine extrem unfreiwillige Lebenslage zu reagieren.

In diesem Sinne möchte ich noch eine andere Patientin erwähnen, die mit knalliger Spur durch mein Arbeitsleben gezogen ist.

Sie war eine etwa 30-jährige Frau mit einem Leukämierezidiv. Schmerzlos, aber unaufhaltsam verblutete sie vor sich hin. Sie wusste, dass sie nur noch wenige Wochen zu leben hatte, und vertrieb sich die verbleibende Lebenszeit damit, ihre Besucher auf seltsame Weise seelisch zu misshandeln. Mit forciertem Schalk gab sie dem Ereignis ihres nahen Todes eine spaßige, putzmuntere Note und zwang den wenigen, die sie besuchen kamen, eine widerwärtige Heiterkeit auf. Das Vergnügen am eigenen Abgang war deutlich einseitig, sie wusste es auch und hatte ihre böse Freude daran. Lachend zeigte sie den bestürzten Eltern und den betroffenen Freundinnen auf einem Foto den

Ort, wo ihre fidele Seele demnächst logieren würde, auf einer blühenden Alp im Appenzellerland, von wo aus sie dir, Sonja, dir, Annemarie, und euch, Vater und Mutter – schaut mich noch einmal an –, völlig unsichtbar zuwinken würde. Die Eltern weinten, die Freundinnen blickten gequält unter sich. Sie alle jedoch schickten sich in diese Art Unterhaltung, aus Scheu vor der Tragik der Sterbenden.

Ein anderes Spiel, mit dem sie vor allem sich selbst die Besuchszeit kurzweilig gestaltete, bestand in der Verteilung ihres Erbes. Mein Eindruck war, dass sie so gut wie nichts besaß, ein paar hundert Franken, eine Handvoll wertarmen Schmuck, einen Laufmeter Bücher, zwei Laufmeter Kleider. Diese Gaben verteilte sie in kleinstmöglichen Einheiten mit dem größtmöglichen Pathos. Aus Respekt vor dem Ultimativen zwangen sich die Erben zu lächerlicher Dankbarkeit, bis sie es aus Selbstrespekt kaum noch ertragen konnten. Sie versicherten, ja, flehten eigentlich darum, etwas ganz anderes teilen zu dürfen, sie wünschten sich einen richtigen Abschied, einen, bei dem die Todgeweihte bedauert, beweint und gestreichelt werden durfte. Die Patientin verwehrte es ihnen bis zum Schluss. Zum Glück starb sie rechtzeitig, bevor ihre seltsame Allmacht sich in eine Groteske verwandelte, denn Tatsache war, dass die anderen je länger je mehr vor allem registrierten, dass an jedem neuen Tag, der anbrach, sie noch immer lebte.

Ja, sie war für die Krebsgesunden, auch für mich, eine schwierige Person. Eine Person, die die bösartige Krankheit beim Wort nahm und ihr ein bösartiges Gesicht gab. Ich kann nicht behaupten, es sei zu ihren Lebzeiten eine nennenswerte Nähe zwischen uns entstanden, aber sie ist eine von denen gewesen, die mir in farbiger Erinnerung geblieben sind. Sie hat es gewagt, ihrem unanständig kurzen Leben mitsamt seinem schändlich einsamen Abgang eine obszöne, eine das krebsgesunde Schamgefühl verletzende Note zu verleihen.

Eichhörnchen

Frau K., eine 40-jährige Patientin, war zehn Monate bevor sie zur ambulanten Behandlung in unsere Klinik kam, an Gebärmutterkrebs erkrankt. Sie hatte bereits Ableger in Lunge und Leber. Die bisherigen Behandlungen, die in der Praxis eines Onkologen durchgeführt worden waren, hatten nichts genützt, unter drei verschiedenen Chemotherapien war der Tumor weiter gewachsen. Nun gab es noch eine einzige Chemotherapie, die vielleicht helfen konnte. Ich lernte Frau K. kennen, als sie für diesen letztmöglichen Versuch zu uns kam. Die leitende Onkologin nahm das hundertprozentige Vertrauen, das Frau K. sowohl in sie als auch in die neue Chemotherapie setzte, mit einer gewissen Bedrücktheit zur Kenntnis. Das blinde Vertrauen der Patientin schien ihr auf einer eigenartigen Sehbehinderung zu beruhen.

Eine Patientin, die trotz bedenklicher Krankheitsgeschichte voller Überzeugung ihre letzte Chance zusammen mit einer neuen Ärztin anpacken will, ist noch nichts, was uns aufhorchen lassen müsste. Es bleibt nachvollziehbar, dass ein Mensch große, ja, allergrößte Hoffnung in eine Behandlung setzt, von der er weiß, dass es danach keine weitere mehr gibt. Wir verstehen auch, dass ein Arztwechsel aus der Sicht der Patientin ein Spielraum für Hoffnung sein kann. Von der spürbaren Betroffenheit des niedergelassenen Onkologen, den sie über ihren siegessicheren Aufbruch in unser Krankenhaus informierte, erzählte Frau K. durchaus mit Bedauern.

Glaube und Hoffnung gehören zur Normalität von Krebskranken und sind nicht Anlass für diese Geschichte. Das Bemerkenswerte ist etwas anderes, es befindet sich jenseits oder vielleicht in den Falten des Nachvollziehbaren und dringt bei jedem Kontakt, den ich mit der Patientin habe, mehr diffus als klar in meine Aufmerksamkeit. Es ist ein diskretes Michwundern, ein Stutzen, irgendetwas an ihrem Umgang mit der Krankheit erscheint mir sonderbar. Ich umkreise und umschreibe es im Versuch, den treffenden Ausdruck zu finden.

Frau K. ist eine strahlende, selbstbewusste, intelligente und differenzierte Frau – ins Füllhorn ihrer positiven Eigenschaften passt noch manches mehr und auf jeden Fall dies: Sie steht mit beiden Beinen fest auf dem Boden. Weil körperliche und seelische Fasson sich entsprechen, sieht man es auch ihrer Statur an, Frau K. ist groß, kräftig und sportlich, sie trägt die Schultern breit und die Wirbelsäule gerade. Später, als auch die letzte Chemotherapie nichts genützt hatte, staunte ich, dass sie aussehen konnte wie ein Spatz. Wie spitz ihre Schultern, wie zierlich ihr Körper waren. Doch am Anfang, als der Körper noch aussah, als sei nichts geschehen, da war etwas anderes, was auffiel.

Wie groß ist der Unterschied zwischen Hoffnung und Optimismus? Manchmal hat in diesem alltagssprachlich kleinen Unterschied, in dieser leicht überhörbaren Ausdrucksfalte ein erstaunlich großes Problem Platz. Es mag klein aussehen wie eine Zipfelmütze und kann doch die Spitze eines komplizierten Eisbergs sein. Ja, das war es, was mich wunderte! Frau K. trug, um im Bild zu bleiben, eine kleine, unbeschwerte Mütze auf ihrer großen, schweren Problematik. Ich stutzte, ebenso wie die Ärztin, über ihren heiteren Zipfelmützenoptimismus im Umgang mit der Krankheit. Die Nebenwirkungen der neuen, starken Chemotherapie waren Übelkeit und Glücksgefühle, unter der lockigen Perücke strahlte Frau K. vor blanker Zuversicht. Man fühlte sich auf der anderen, der Behandlerseite, ein wenig terrorisiert von diesem Hochgefühl: Wie sollte man den lachenden braunen Augen begegnen, die einen so mitreißend anglänzten, wenn man doch gar nicht mitgerissen war, sondern sich seltsam eingeschränkt fühlte davon, wie enorm guter Dinge sie war?

Hoffnung und Enttäuschung sind ein helldunkles Gefühlspaar. Man kann etwas inständig hoffen, zum Beispiel, dass eine Chemotherapie erfolgreich sei, aber auch das

Gegenteil bleibt beunruhigend denkbar. Der hoffnungsvolle und enttäuschbare Mensch behält einen Realkontakt zu seiner ungewissen Zukunft. Beim Optimisten ist das anders. Er leistet sich Eindeutigkeit auf der sicheren Seite des Lebens. Optimismus ist ein lebensbejahendes, zukunftsgläubiges Konzept; glücklich derjenige, dem das Glas stets halbvoll ist. Aber was ist, wenn nur noch ein Rest im Glas ist? Wenn Zukunftsgläubigkeit auf Unheilbarkeit trifft und Lebensbejahung auf Morbidität?

Ich schätzte Frau K.s Optimismus nicht gering ein, denn für die Psyche der Patientin war er ein strotzender Halt, aber – und das war das Problem, mit dem sie die Ärztin, die Pflegefachfrau, die ihr die Chemotherapie verabreichte, mich und später auch das Personal auf der Station allein ließ – dieser Halt war alles, was sie hatte. Etwas anderes als Optimismus gegenüber dem Krankheitsverlauf kam ihr nicht in den Sinn. Das merkte man schon früh, nämlich dann, als sie sich erstmals seit Beginn der neuen Chemotherapie dem Resultat einer Tumormarkermessung stellen musste. Ich sah sie wenige Tage vor dem onkologischen Termin. Frau K. wirkte irritierend gut disponiert, und als ich sie vorsichtig fragte, ob sie keine Angst vor dem Befund habe, sah sie mich nur erstaunt an. Es war verstörend zu sehen, wie sie für den Ernstfall kein Gefühl parat hatte. Die Onkologin teilte ihr mit, dass der Tumormarker gestiegen sei, mir teilte sie später mit, dass die Patientin keine einfühlbare Reaktion gezeigt habe, wobei sie nicht näher beschreiben konnte, worin das Uneinfühlbare bestanden hatte. Ich war etwas angespannt vor meiner nächsten Sitzung mit Frau K., erneut befürchtete ich einen befremdlichen Gesprächsverlauf.

Frau K. hatte die Zipfelmütze nicht auf dem Kopf, als sie hereinkam. Sie strahlte auch nicht. Traurig wirkte sie auch nicht. Ich kann nicht sagen, wie sie wirkte, vielleicht am ehesten etwas unstet im Blick. Sie teilte mir den Befund mit und fragte dann fast nebenbei, wie das für andere Patienten sei, wenn sie hörten, dass der Tumormarker gestiegen sei. Ihr neuer Umgang mit der Krankheit machte mich mindestens so befangen wie ihr bisheriger Optimismus.

Was hätte ich sagen sollen? Dass anderen der Atem stillstehe? Dass sie erschüttert, entsetzt, bestürzt oder verzweifelt seien? Ich sagte, andere wären in der Regel beunruhigt über einen solchen Befund. Sie wollte Genaueres wissen, wie, in welcher Weise beunruhigt. Beunruhigt, sagte ich, weil sie, die anderen, sich fragten, was das bedeute, wenn der Tumormarker trotz Chemotherapie gestiegen sei. Darauf ging sie nicht ein, sie wollte nicht wissen, was das bedeutete. Kurzfristig schien sie etwas ratlos, dann kam sie auf den Anfang zurück: Ich solle ihr mehr sagen, wie andere in einer solchen Situation reagierten. Der Gesprächsverlauf war noch schwieriger, als ich es befürchtet hatte. Ich konnte ihre Gefühlsleere nicht mit Gefühlsanleihen bei anderen anreichern. Ich erklärte ihr, dass Psychotherapie im Wahrnehmen von eigenen Reaktionen bestehe. Wir sind Geburtshelfer, nicht Heiler. Wir helfen, das zur Welt zu bringen, was in einem Menschen drin ist, und versorgen ihn nicht wie die Mediziner oder die Pflegenden mit etwas von außen. Wir können keine Gefühlsinfusionen anhängen. Es war keine Hilfe für sie. Sie beharrte darauf, dass ich einen gewissen Mangel in ihrem eigenen Erleben mit meinem professionellen Know-how auffüllen solle.

Sie verlangte das übrigens bis zuletzt, bis zum Abend vor ihrem Tod, was wirklich gespenstisch war, denn in der letzten Woche und noch am Vorabend ihres Todes – sie war geistig völlig präsent – wollte sie hartnäckig und ungeduldig von mir wissen, was man beim Sterben empfindet. Und wieder beharrte sie darauf, dass ich das wissen müsste, da ich doch ständig mit Sterbenden zu tun hätte. Ich konnte ihr nicht sagen, was man beim Sterben empfindet, und ich konnte mich in dieser bizarren Situation, selbst wenn ich es gewollt hätte, nicht einmal an irgendjemanden erinnern, den ich bis zur Todesschwelle begleitet hatte. Obwohl ich mich später immer wieder aufgrund verschiedener diagnostischer Überlegungen zu diesem Fall entlasten konnte, hat es mich doch jahrelang bedrückt, dass ich Frau K. auch beim Sterben nicht geben konnte, was sie so dringend von mir wollte.

Es ist schwer, unberührt zu bleiben vom letzten Wunsch eines Menschen, und das Fachwissen, das ich dem entgegensetzte, kam mir selbst armselig vor. Wann immer mir Frau K. in den Sinn kam, war das begleitet von dem Gefühl, in einer existenziellen Angelegenheit versagt zu haben. Und sie kam mir, in größeren Abständen, immer wieder in den Sinn, bis ich eine Antwort gefunden hatte, die ich ihr damals hätte geben können, auch wenn sie ihr natürlich nichts genützt hätte. Aber sie wollte in den letzten Tagen ihres Lebens nichts anderes als das, sie wollte wissen, wie es ist zu sterben, es war ihre letzte dringende Frage, und sie war überzeugt, dass sie besser sterben würde mit einer Antwort darauf. Mich hat mein unseliges Nichtwissen offenbar unbewusst so anhaltend beschäftigt, dass ich schließlich eines Nachts, einige Jahre nach ihrem Tod, darauf kam, wie es ist zu sterben.

In jener Sitzung nach dem Bescheid über den gestiegenen Tumormarker ermutigte ich die Patientin, ganz im Sinne des psychotherapeutischen Hebammenkonzepts, zu glauben, dass in ihr selbst eine Reaktion auf den Befund angelegt sei, die sie mit meiner Unterstützung entdecken oder auf jeden Fall hervorbringen könne. Was heißt, ich ermutigte sie? Ich redete mit Engelszungen und sah, dass Frau K. nun ihrerseits irritiert über mich war. Wie sie etwas von mir gewollt hatte, was ich ihr nicht geben konnte, wollte ich nun etwas von ihr, was sie mir nicht geben konnte. Sie war nicht in der Lage, belastende Gefühle wahrzunehmen, auch wenn die Situation mehr als belastend war. Sigmund Freud schrieb einmal, dass es ihm unheimlich sei, wenn er das Gemütsleben eines anderen nicht aufgrund seines eigenen verstehen könne. So erging es mir mit Frau K. Natürlich wusste ich theoretisch und praktisch Bescheid über alle möglichen psychischen Schutzmechanismen, besonders über das Verdrängen und Verleugnen in onkologischem Kontext, aber diese Strategien fühlten sich therapeutisch anders an als das, was Frau K. machte. Sie war so herzlich und lebhaft in ihrer Kommunikation, wenn sie froh, glücklich, zufrieden oder eben: optimistisch sein konnte. Jenseits des Heiteren und Arglosen aber war ihr Spielraum zu Ende. Sie schien kein Sensorium und keine Wörter für sogenannte negative Gefühle zu haben. Eigentlich war es ja intelligent, dass sie mich fragte, wie andere jetzt reagieren würden, denn sie realisierte die Lücke bei sich selbst. Hätte ich die Lücke problematisieren sollen? Es war mir zu heikel, in das unbekannte seelische Gefüge aufdeckend einzugreifen. Die psychische Stabilität der PatientInnen steht über einem möglichen Gewinn an Selbsterkenntnis, ganz besonders gilt dies in der Psychoonkologie. Ich nahm die Suche nach irgendeinem noch so kleinen Gefühlsabkömmling von ihr selbst wieder auf.

Bevor sie mich nach den Reaktionen anderer fragte, hatte ich etwas Unstetes in ihrem Blick beobachtet, die Spur einer mehr körperlichen als psychischen Unruhe. Ich schilderte ihr meinen Eindruck und bat sie, diese kleinen und irgendwie ziellosen Bewegungen nochmals zu fokussieren und wenn möglich in ein Bild zu fassen. Frau K. kam zu meinem Erstaunen sofort ein Eichhörnchen in den Sinn, das empfindsam und schreckhaft seinen Kopf hin und her wendete, ohne dass es das, wonach es suchte, entdecken konnte. Und spontan fügte sie hinzu, das Eichhörnchen spüre inneren Stress, weil der Winter vor der Tür stehe und es noch keinen Nahrungsvorrat angelegt habe. Hätte sie ihre eigene innere Not besser beschreiben können? Und wäre sie anders überhaupt beschreibbar gewesen? Was bräuchte wohl das Eichhörnchen, fragte ich Frau K., damit es innerlich ruhiger würde? Und da war er wieder, der heitere Zipfelmützenoptimismus. Es braucht jemanden, der ihm Nüsse gibt, und ihre Augen glänzten vorfreudig angesichts dieser Aussicht. Das war es, was der leitenden Onkologin schon im ersten Gespräch mit der Patientin aufgefallen war, Frau K.s knopfbraune Vorfreude und sonst nichts auf all die Nüsse, die sie in unserem Krankenhaus bekommen würde. Praller Optimismus statt brüchiger Hoffnung. Darum hatte sie die Patientin in die Psychoonkologie überwiesen.

Was für uns schwer ist, ist nicht der Tod des anderen. Durch unseren Beruf haben wir gewählt, uns damit zu befassen, dass die Menschen, mit denen wir arbeiten, sterben können. Was wir aushalten müssen, ist der Weg, den unser Gegenüber durch seinen Sterbewinter wählt. Es gibt zahlreiche unheilbar kranke Patienten, die trotz ärztlicher

Aufklärung oder trotz der Möglichkeit, diese zu verlangen, nicht wissen und nicht wahrhaben wollen, welche Prognose mit ihrer Diagnose verbunden ist. Uns Behandler bedrückt das vom Patienten gewünschte Wissensgefälle in dem Maße, wie jede unwahre Kommunikation bedrückend ist; aber Vermiedenes und Verleugnetes auszuhalten, bis der Mensch, der vor uns sitzt, offen ist für die ganze Wahrheit, gehört zur selbstverständlichen Arbeit in der Onkologie.

Frau K.s Bewusstsein bewegte sich jedoch nicht im gewohnten Rahmen von Nichtwissenwollen oder Verleugnung. Sie behandelte die Realität ihrer Krankheit mit Geringschätzung. Sie tat, als sei das Ernste nicht ernst, als gäbe es keinen Bruch zwischen dem Leben vor und nach der Diagnose; sie tat, als sei die Chemotherapie, die sie in unserer Klinik bekam, eine siegessichere und nicht die letztmögliche. Die Geringschätzung, mit der sie den Tatsachen begegnete, passte nicht zu ihrem sonstigen differenzierten Auftreten. Meine diagnostischen Überlegungen kreisten um zwei mögliche Erklärungen. Ich vermutete einerseits eine frühe neurotische Entwicklung, die sie gegenüber realen Erschütterungen immun gemacht hatte, indem sie bei der Konfrontation mit allzu negativer Wirklichkeit in eine phantasierte Gegenwelt flüchtete. Diesen aus der Psychoanalyse bekannten Abwehrmechanismus nennt man «die Phantasie vom Gegenteil». Er wird in einer Entwicklungsphase erworben, in der das Kind mit einem äußeren Erlebnis so überfordert ist, dass es das Gesehene oder Gehörte in seiner unbewussten seelischen Verarbeitung schönfärbt. Wird eine solche Realitätsverzerrung, die ursprünglich einem gesunden situativen Selbstschutz diente, als Erlebensmuster beibehalten, spricht man von einer Neurose. Neurotisches Verhalten wirkt auf andere immer etwas inadäquat, da es der aktuellen Realität nicht angemessen erscheint. Von einer 40-jährigen Frau mit einer schwerwiegenden Krankheitsdiagnose erwarten wir etwas anderes als Unbekümmertheit.

Meine andere Hypothese war, dass Frau K. an Alexithymie litt, an der Unfähigkeit, Emotionen – in ihrem Fall negative Emotionen – hinreichend wahrnehmen zu können. Alexithymie, wörtlich: die Unfähigkeit, Gefühle lesen zu können, ist ein neuerer Forschungsgegenstand der Psychologie, der sich mit neurobiologischen Wahrnehmungsdefiziten ebenso auseinandersetzt wie mit frühen Bindungsstörungen.

Neurose oder Alexithymie, sie blieben jedoch Fremdwörter, denen angesichts des sich verschlechternden Zustands der Patientin kein therapeutisches Leben eingehaucht werden konnte. Es war einfach so: Über den anschwellenden Bauch wurden schicke Umstandskleider gezogen, das Eichhörnchen bekam Nüsse, und meine therapeutischen Erfolge blieben bescheiden.

Wer könnte das wohl sein, der dem Eichhörnchen Nüsse gibt?, fragte ich Frau K., und natürlich fürchtete ich die putzige Antwort, mit der sie auch diesmal ihr Blanksein, ihre Zahlungsunfähigkeit gegenüber der Tragik des Lebens, wegblinken würde. Doch zu meiner Überraschung senkte sie ihre Menschenaugen und sagte: Mein Mann gibt ihm Nüsse, er ist felsenfest überzeugt, dass die Chemotherapie doch noch nützen wird.

Ihr Mann hielt die optimistische Festung also noch mehr als sie selbst. Wie würde er Schritt halten mit dem, was auf ihn zukam? Ich habe es nie erfahren, er war auch am Vorabend ihres Todes nicht an ihrem Bett.

Es kam der Tag, an dem die Onkologin Frau K. eröffnen musste, dass sie die chemotherapeutische Behandlung abbrechen müsse. An diesem Tag, es war ein Freitag, fragte sie mich, wann die Patientin das nächste Mal zu mir käme. Nach all dem Optimismus rechnete sie offenbar mit einem seelischen Zusammenbruch. Mein nächster Termin mit Frau K. war am Montagmorgen. Ich dachte am Wochenende häufig an das bevorstehende Gespräch, ich konnte mir nicht vorstellen, wie ein Gespräch mit Frau K. verlaufen würde, in dem auf einmal alles hoffnungslos klar wäre. Am Montagmorgen ließ mich Frau K. durch unsere Sekretärin wissen, dass sie nicht kommen könne, sie vereinbarte auch keinen neuen Termin.

Onkologische Patienten können auf uns verzichten. Im Kampf um ihr Leben sind sie auf Ärztinnen angewiesen, nicht auf Psychologinnen. Wir sind ein Luxusartikel in der Onkologie, man kann uns wählen oder auslassen, so wie das Essen auf Station, mit oder ohne Suppe, mit oder ohne Psychoonkologie. Oft wählt man uns, wenn es abwärtsgeht mit der Hoffnung. Je weniger Arzt, desto mehr Psychologe. Bei Frau K. war es umgekehrt. Sie kam in meine Sprechstunde, als ihre Psyche vollauf behütet war von einer zipfelroten Mütze. Als sie ihr weggerissen wurde, kam sie nicht mehr. Ich weiß nicht, auf welcher Ebene ihres Erlebens sie den Abbruch der Chemotherapie ansiedelte.

Danach war ich wegen eines Urlaubs drei Wochen abwesend. Nach meiner Rückkehr erfuhr ich, dass Frau K. notfallmäßig hospitalisiert worden war, weil sie alles, was sie zu sich nahm, erbrechen musste. Ich ging sie besuchen mit keiner Absicht, oder höchstens mit der, sie zu fragen, ob sie mich brauche oder nicht. Frau K. lag in viele Kissen gebettet und war spatzengleich abgemagert. Sie war bei vollem Bewusstsein und hatte keine Schmerzen. Mit kindlicher Freude erzählte sie mir, wie sie sich jeden Tag auf die Mahlzeiten freue. Sie bekam das Essen inzwischen in pürierter Form, und alles, was sie durch den Mund aufnahm, kam mittels einer Magensonde wieder heraus. Sie löffelte mit Appetit ihre pürierten Mahlzeiten und erbrach sie durch die Nase. Ich fragte, ob es irgendein Tabu gäbe oder ob wir über alles reden könnten. Sie senkte die Augen und nickte nur. Ich fragte sie, wie es ihrer Meinung nach weitergehe, und in vager Scheu antwortete sie, dass sie wahrscheinlich sterben müsse. Ihren Ton aufnehmend wiederholte ich: Sie müssen wahrscheinlich sterben?

Ich muss sterben, präzisierte sie und fragte mich dann ganz sachlich und freundlich, als wäre es die normalste Frage der Welt, wie es sei zu sterben.

Hinter dem Optimismus, der große Löcher bekommen hatte, war nichts als leerer Raum. Aus dieser Leere heraus wollte sie wissen, wie es ist zu sterben. Ich wusste es nicht. Sie beharrte auf einer Antwort und hielt mir vor, ich hätte schon viele Menschen in den Tod begleitet, ich müsse darüber etwas sagen können. Mit keiner Empfindung hatte sie sich auf ihr Sterben vorbereitet und wollte jetzt Nüsse von mir. Ich konnte ihr keine geben. Fast alle Befindlichkeiten anderer Menschen kann man ab einem gewissen Alter nachvollziehen, weil man Varianten davon selbst erlebt hat, aber wie sterben ist, dieser Quantensprung vom Leben in den Tod, das werde ich erst erfahren, wenn ich selbst sterbe. Jetzt erfuhr ich nur, wie es ist, wenn die knochenspitz verhungernde Frau K., deren Bauch sich riesig unter der Bettdecke wölbte, mich aus braunen Augenhöhlen fixierte und einen letzten dringenden Wunsch formulierte, den ich ihr nicht erfüllen konnte. Vom Gipfel meiner Beklemmung starrte ich in mein eigenes Inneres hinab und versuchte Bilder zu erkennen, die ich ihr auf die Reise mitgeben konnte. Einige wenige tauchten auf, die ich meinen hypnotherapeutischen Fortbildungen verdankte, Übergänge von hohen Bergen in weite Täler, Flüsse, die in der Unendlichkeit des Meeres zur Ruhe kommen, Loslassbilder. Aber sie waren geborgt aus anderen Zusammenhängen und für mich so wenig überzeugend wie für die Patientin. Was blieb, nachdem Frau K. auch am Vorabend ihres Todes, als sie zwar nicht mehr reden konnte, aber mich in ihren wachen Augenblicken weiterhin stumm zur Rede stellte, was blieb, war das Gefühl von Inkompetenz und Versagen. Ich konnte mich dem Vorwurf und der Enttäuschung der Sterbenden nicht entziehen, auch wenn ich mich mit soliden diagnostischen Argumenten dagegen wehrte.

Jahre später liege ich in einem spartanisch eingerichteten, leicht abgedunkelten Zimmer. Meine jüngere Tochter und ihr Freund stehen rechts und links vom Bett, im Hintergrund mein Mann. Ich registriere interessiert, dass diese drei es also sind, die meinem Sterben beiwohnen, man hat sich ja hie und da im Leben gefragt, wer am Ende da sein wird. Also der Mann, meine Freude, dass er da ist, wenn auch unscharf im Hintergrund, und nicht die ältere Tochter, wie ich immer dachte, sondern die jüngere, immer wieder hat sie geschillert zwischen Nähe und Distanz zu mir, und nun in meiner Sterbestunde ist sie ganz selbstverständlich da. Das alles nehme ich staunend zur Kenntnis. Tochter und Freund halten meine Hände, und ein wenig wundere ich mich, wieso auch er das tut, es ist doch etwas ziemlich Intimes, sich so anhaltend zu berühren. Die beiden streicheln meine Handrücken, was mir allerdings rasch unangenehm wird. Man möchte keine Impulse von außen aufnehmen, wenn man aufs Sterben konzentriert ist. Das wusste ich schon aus anderen Sterbeszenen, habe immer gelitten, wenn ich gutmeinende Angehörige sah, die ihrem Mann oder ihrer Mutter kontinuierlich die Hand oder den Kopf streichelten, einmal sah ich sogar eine Frau, die mit einem Holzrädchen den Handrücken ihres sterbenden Bruders bearbeitete. Wir Sterbenden mögen das nicht, auch wenn es natürlich ein Zeichen eurer Verbundenheit ist, aber das ist ja das Problem, wir müssen fort aus der Verbundenheit, ganz und gar fort und wollen von nichts aufgehalten werden, wenn es einmal so weit ist. Ich wundere mich, dass die beiden Jungen meinen Wunsch nach Innehalten wahrnehmen, auch wenn ich ihn nur gedacht habe. Dann beginnt mein Loslassen, der Abschied von der Realität, von der ich dachte, es sei die einzige. Die, die bei mir sind, verblassen, und auf einmal sind sie verschwunden. Ich bin fort, bin fort im Wasser, nichts als Wasser, und ich erlebe, wie ich langsam sinke, mein Sterben ist ein Ertrinken, ohne dass ich dagegen ankämpfe. Ich brauche keinen Atem mehr. Erstaunt und fasziniert erlebe ich, wie sterben ist. Es ist ein langsames, widerstandsloses Sinken und Ertrinken im Wasser und ein dauerndes Sichwundern darüber, was fortwährend geschieht. Jetzt sind andere Sterbende da, wir halten uns an den Händen und sinken gemeinsam tiefer und tiefer. Das sind meine eigentlichen Zeitgenossen, weiß ich auf einmal, diejenigen, die zeitgleich mit mir sterben. Ich kenne sie nicht, aber wir teilen eine Intimität, die uns ohne Zögern vertraut macht miteinander. Wer meine eigentlichen Zeitgenossen sind, das wundert mich am meisten. Nicht die vielen, deren Weg lang oder flüchtig sich mit meinem verband, sondern die wenigen Menschen, die zufällig im selben Moment sterben wie ich. Wir teilen unser größtes Abenteuer und erinnern uns an nichts, was vorher war.

Beim Aufwachen wusste ich, dass dieser Traum einen Schlusspunkt hinter meine Geschichte mit Frau K. gesetzt hatte.

Eine erotische Frau

Sie kam im Herbst zum ersten Mal zu mir, sie war langbeinig und schlank, trug Jeans, einen Kaschmirpullover und wildlederne Turnschuhe. Die geraden rotbraunen Haare fielen in einem klassischen Bob bis fast zu den Schultern. Das Wichtigste aber waren ihre Augen. Nicht etwa auffallend groß, dunkel, mandelförmig oder verträumt, sondern auffallend lebendig, auffallend direkt, wie sie mich ansah und wie sie mir ein bisschen spöttisch ihren Namen nannte, so als wollte sie sagen: Wollen wir beide ein bisschen zusammen spielen? Sie war vor neun Jahren an Brustkrebs erkrankt, das war lange her und lange gut, vor wenigen Wochen war ein Rezidiv diagnostiziert worden, sie litt jetzt an metastasiertem, an unheilbarem Brustkrebs, aber eigentlich schien sie gar nicht zu leiden, sondern mir eher eine spannende Kommunikation anzubieten. Das war ich nicht gewohnt, nicht in diesem Rahmen, in dem ich seit vielen Jahren arbeitete. Die Frauen und Männer kamen am Anfang alle irgendwie krebsdefiniert zu mir, in ihren Augen spiegelten sich Krankheit, Bedrohung, Hoffnung, Ungewissheit, spiegelte sich die Nähe zu einem Schicksal, das nicht nur jetzt, sondern immer und überall war. Diese

Frau aber glitzerte und knisterte vor Gegenwart, und diese fand nirgendwo anders als hier in der Begegnung mit mir statt.

Jetzt sagte sie: Ich habe Brustkrebs mit Ablegern in Knochen und Leber, aber mir geht es gut. Und wieder dieses Lächeln, dieses ganz und gar situative Lächeln. Ich klebte etwas an meiner Berufsrolle. Wo war der Krebs, unser Hauptthema? Verleugnete sie, dass sie eine unheilbare Krankheit hatte? Wo waren die Gedanken und Gefühle, die sich damit befassten? Die Hypothesen purzelten in mir durcheinander, sie wurden alle über den Haufen geworfen von ihrem beharrlichen situativen Lebendigsein.

Als sie dann doch auf ihre Krankheitsanamnese zu sprechen kam, spannte sie diese aus in einem Rahmen, der mit Männern zu tun hatte. Nach einer kurzen und zwei längeren Ehen war sie dreimal geschieden und hatte sich vor sechs Wochen und nicht zum ersten Mal von einem vierten Mann getrennt, mit dem sie schon während der zweiten, aber auch während der dritten Ehejahre eine nur zeitweise geheime Liebe verband. Es war ein komplexes eheliches und amouröses Beziehungsnetz, das sie vor mir ausspannte, und angesichts ihrer erotischen Ausstrahlung wunderte es mich nicht, dass das Männerthema sich gleich zu Beginn in der Pluralität präsentierte. Der erste Krankheitsschub war vor neun Jahren in die dritte Ehe gefallen, und ich dachte, sagte sie, dieses Ereignis verändert mein

Leben, ich dachte, mein Mann und ich finden und halten in neuer Ausschließlichkeit zusammen, und sie trennte sich nicht zum ersten Mal von M., dessen Namen sie mir nun nannte, weil sie es falsch gefunden hätte, ihn als Liebhaber zu bezeichnen. Aber mit der Zeit, lächelte sie krebs- und beziehungserfahren, da flacht die große Angst wieder ab, und die Beziehungstiefe mit meinem Mann, die ich in der Tiefe meiner Angst gespürt hatte, die löste sich langsam wieder auf.

Auch wenn sie mit einer gewissen summarischen Lockerheit über die Bindungen und Trennungen in ihrem Leben sprach, war von Anfang an spürbar, dass es hier um ein Frauenschicksal ging, in dem die Liebe eine offenbar schwerwiegende Rolle spielte, und irgendwie hatte ich die Befürchtung, dass die Zeit, die blieb, um das Männerthema zu bewältigen, knapp werden könnte.

Vor anderthalb Monaten hatte sie sich endgültig von M. getrennt, und seit drei Wochen wusste sie, dass ihr Brustkrebs in Knochen und Leber metastasiert war. Die Rezidiv-Diagnose kam, als sie zum ersten Mal im Leben bindungslos war. Sie unterzog sich einer Chemotherapie, die sie die Haare kostete, und sie fühlte sich erotisch stigmatisiert von ihrer Haar- und Mannlosigkeit. Aber nicht nur. Mit dem Krebs, was er jetzt war, nämlich unheilbar, war ein neues Thema in ihr Leben getreten, das größer war als die Männer und seltsamerweise, sagte sie, auch erfüllender, jedenfalls empfand sie das jetzt so und war überzeugt, dass es von nun an in einer sehr wesentlichen Weise um sie selbst gehen würde. Es war unverkennbar, dass das neue Kapitel etwas An- und Aufregendes hatte und dass sie große seelische Erwartungen an die gesundheitliche Wende knüpfte. Die Vorstellung, zum ersten Mal im Leben etwas sehr Wichtiges allein zu bestehen, löste, trotz des schrecklichen Anlasses, eine eigenartige Freude in ihr aus.

Was sie beschrieb, war eine kostbare Erfahrung von Identität im Eigenen, von Erfülltsein mit eigenem Schicksal. Die erotisch Begabten sind ja nicht so oft ganz bei sich, ihr Talent verführt sie immer zu anderen hin, und so wird die Begabung ständig trainiert und verfeinert, während man fast vergisst, dass es ein Ganz-bei-sich-Sein gibt und dass das eine andere Qualität ist, als ganz bezogen zu sein auf jemand anderen. Ich verstand sie gut und freute mich mit ihr über die lichte Erfahrung in düsterem Kontext. Mit nichts als einem Lächeln setzte sie dann über zur anderen, zur ausschließlich femininen Identität, an der es beschämend rüttle, keinen Mann zu haben, dies sei etwas zutiefst Unpassendes, eigentlich Empörendes in ihrem Leben, und auch das konnte ich gut verstehen, sie saß ja leibhaftig vor mir in ihrer langgliedrigen, edlen, kaschmirumhüllten Weiblichkeit. Eine sehr schöne Frau, für die es unter krebsfreien Umständen selbstverständlich gewesen wäre, eine weitere auf unbestimmte Jahre angelegte

Liebesbeziehung zu einem Mann einzugehen, jetzt aber auch eine Frau mit einem Krebsrezidiv, die wusste, dass auf jeden Fall die Krankheit ihr bis in den Tod getreulich anhängen würde. Zum ersten Mal im Leben war sie ohne männliche Begleitung, als sie hörte, dass sie eine kleine Metastase auf einer Rippe und mehrere Mikrometastasen auf der Leber hatte.

Nach dem ersten Chemotherapie-Zyklus fielen ihr rasch die Haare aus, sodass sie das Ausgedünnte abrasieren ließ. Sich haarlos im Spiegel zu sehen, das war Schock und Chance für sie. Mit nacktem Schädel kommt auch die schönste Frau nicht darum herum, ganz bei sich selbst zu sein. Zugleich kommt kaum eine Frau darum herum, das Nackt- und Eigensein unter einer Perücke zu verstecken. Nach der Abrasur hatte sie einen Haartraum, der so verletzend, beleidigend, beschämend und jetzt auf einmal auch Empörung, Stolz und Kampfgeist erweckend war, dass sie während des kraftvollen Aufwärtserzählens gar nicht mehr anders konnte, als spontan die Perücke abzuziehen und mir selbstbewusst ihren kahlen Kopf darzubieten.

Es ist immer wieder ein besonderer Moment, wenn Patientinnen im Laufe der Therapie ihre Perücke vom Kopf nehmen, um ihr ungeschütztes Aussehen mit mir zu teilen. Meist fragen sie mich vorher etwas verschämt, ob ich das wirklich sehen wolle, so als sei es eine Zumutung. Eigentlich haben sie auch recht, es ist eine Zumutung. Sie muten mir den jähen Wechsel von einer kontrollierten psychotherapeutischen Nähe zu einer unausweichlichen Intimität zu. Ich werde mich nie daran gewöhnen, und das kurze Erschrecken wird immer dabei sein beim ersten Mal. Die Sekunde, in der unter einer Frisur plötzlich ein Schädel zum Vorschein kommt, ist eine intime Sekunde. Und die an dieser Intimität Beteiligten könnten in keinen unterschiedlicheren Positionen sein. Die eine liefert sich vollkommen ungeschützt dem Blick der anderen aus. Wenn eine Patientin zum ersten Mal die Perücke abnimmt und ihren nackten Schädel präsentiert, dann möchte man als Therapeutin am liebsten die Augen senken, weil man es einen Moment lang so empfindet, als ob der eigene Blick Erzeuger und nicht Zeuge der grausamen Ungleichheit der Verhältnisse sei. Aber schon fällt das erste Wort, was im Nu eine neue, erträgliche Wirklichkeit schafft, denn es gibt nichts anderes zu sagen, als dass der Kopf ergreifend schön ist; noch nie habe ich erlebt, dass der nackte Kopf, der sich unter der Perücke verborgen hielt, nicht ergreifend schön war. Das wissen die Patientinnen auch selbst, sie sehen sich ja im Spiegel. Aber warum sie dann doch manchmal weinen, warum die Patientin, von der ich hier berichte, dann doch weinte, obwohl es nach der Traumkaskade ein Gipfel an Stärke war, sich in meinem Beisein entschieden die Perücke vom Kopf zu ziehen, das war, weil ihr nackter Kopf nicht freiwillig nackt war, weil sie dessen anrührende Schönheit nicht freiwillig zur Schau stellte. Die Haarlosigkeit kam von der Chemotherapie, die

Chemotherapie war wegen der Krankheit, die Krankheit war Krebs, der Krebs war unheilbar. All das anrührend Schutzlose und Schöne war verkoppelt mit dem Bewusstsein der großen Krankheit. Das gerade noch Laute ihres Traumberichts wandelte sich augenblicklich in etwas Leises, die schwungvolle Hand mit der Perücke sank in den Schoß. Die Krankheit zwang sie, auf eine Art bei sich anzukommen, gegen die kein Kraftakt half.

Die Erkundung des Eigenen erwies sich als weniger erfüllend, als sie gehofft hatte. Der Krebs, das zeigte sich im weiteren Therapieverlauf immer wieder, schuf oder erneuerte eine innere Befindlichkeit, in der sie sich stumm und eingeschlossen in sich selbst fühlte; statt eines Aufbruchs zu neuer, reicher Identität stellte er die Begegnung mit etwas unendlich Ödem und Schwerem dar. Er brachte nichts zur Entfaltung, vielmehr kroch eine kleine, schäbige Schmach in ihr hervor und nahm gemeinen Besitz von ihrem Selbstbewusstsein, während ich eine abgrundtiefe, vor aller Zeit existierende Verlassenheit an ihr wahrnahm, auf die sie, offenbar mangels irgendeines Zusammenhangs mit der Welt, mit einsamer Scham reagierte. Sie wollte das nicht erleben, die Krankheit passte so wenig zu ihr wie die Tatsache, alleinstehend zu sein. So gesellten sich auch jetzt zu der Krebseinsamkeit beißende Gefühle von Wertlosigkeit, weil kein Mann an ihrer Seite war, gerade jetzt, wo ihr Kopf so nackt, ihre Bedürftigkeit so groß waren. Sie setzte sich die Perücke wieder auf und war verlegen, weil sie nicht wusste, ob sie richtig saß. Ich gab ihr einen Handspiegel, und auch nachdem sie einiges zurechtgezupft hatte, sah das Ergebnis nicht mehr ganz so überzeugend aus wie vorher.

Die Krankheit, die in ihrem fünfzigsten Lebensjahr in einen jung gebliebenen Körper und eine intakte erotische Identität eingebrochen war, konnte die bisherigen Gewissheiten nicht einfach durch neue ersetzen. Und doch verstummte die Frage nicht mehr, die unter dem Krankheitsrezidiv und dem Wissen um die Begrenztheit ihrer Zeit aufgebrochen war, die Frage nach dem richtigen Leben. Sie war eng verknüpft mit dem Bedenken, ob das Leben, das sie bisher geführt hatte, in dem sie von Männern begehrt, geliebt und geheiratet worden war, ein richtiges Leben war. In unseren Gesprächen etablierte sich bald etwas Paradoxes: Sie wollte weg von einer Thematik, über die sie doch gleichzeitig am liebsten sprach, weil ihr genau hier die Worte zuflogen, die analytischen, selbstkritischen und oft auch selbstironischen. Ich fand es in der Tat immer aufschlussreich und substanziell, wenn sie über sich selbst in ihrem Verhältnis zu Männern sprach.

Sie war stets gewählt worden, hatte nie selbst gewählt. Ihre hohen Ansprüche zeigten sich erst in der Auslese der Angebote. Aber im ersten Moment pflegte sie zu erschrecken, wenn sie ins Visier eines Mannes geraten war. Und weil sie nicht wusste, was dieser Initialschreck zu bedeuten hatte und auch keine Form gefunden hätte, ihn mitzuteilen, beantwortete sie mit kaum wahrnehmbarer Verzögerung das Kompliment, das fraglos im Werben des anderen lag, mit einem spielerischen Lächeln, denn das konnte sie ehrlicherweise und nun auch mit verführerischer Geste anbieten: Wollen wir beide ein bisschen zusammen spielen?

Mit zwanzig Jahren war sie das erste Mal verheiratet. Für ihren zwölf Jahre älteren Ehemann war sie die Wiederkehr seiner ersten großen Liebe, während sie sich überfordert fühlte von der bedeutenden Position, die sie auf einmal im Leben eines anderen einnahm, aber dass er emotional so von ihr abhing, wie sie das selbst umgekehrt nie gekonnt hätte, das berührte sie. Das wohlwollende Empfangen seiner Liebe, das sie bereit war, als eine Form ihrer eigenen Gegenliebe zu erleben, verwandelte sich jedoch nach einigen Jahren in einen Zustand angestrengten Ertragens und immer komplizierteren Verbleibens in der Ehe. Ihr Mann ließ sich von ihr scheiden, weil er fand, dass sie viel zu unreif sei für eine Bindung. Das war sie ohne Frage, aber das Älterwerden änderte daran auch nichts. Sie blieb immer zu unreif für eine Bindung, auch in der zweiten Ehe. Im fortgeschrittenen Verlauf dieser zweiten Ehe sprach M. sie an, und nach dem ersten unauffälligen Schreck entdeckte sie, dass zwei Männer für sie besser waren als einer, weil sie mit zwei Männern mehr Freiheit spürte als mit einem. Daraufhin ließ auch ihr zweiter Mann sich von ihr scheiden, und sie nahm M. mit in ihre dritte Ehe, die er persönlich überdauerte, aber schließlich war, was sie anging, am Ende das, was immer war: Sie wurde heimgesucht von der altbekannten Ambivalenz, die auf dem Umstand beruhte, weit mehr geliebt zu werden, als sie selbst lieben konnte. Sie trennte sich auch von M., weil sie zu ersticken drohte an dem, was sie mit allen Mitteln provoziert hatte: tiefe Liebe und unverbrüchliche Bindung.

In den meisten Therapiestunden, wenn die Krankheit sie nicht zu etwas anderem zwang, erzählte sie sich durch immer neue Facetten ihrer Beziehungsgeschichten, nie ohne Einsicht in die eigenen Schwächen und Probleme. Sie wusste sehr wohl, dass die Liebesthematik überwertig war in ihrem Leben und dass sie zu tun hatte mit einer nicht nur schillernd beweglichen, sondern im Grunde auch wurzellosen Identität, die sie ebenso anfällig für Adoptionen wie für Ausreißmanöver machte. Der wiederholten und dennoch immer wieder erneuerten Erfahrung, dass jede Beziehung nach einiger Zeit schwer an ihren Flügeln zu hängen begann, stand entgegen, dass jeder Aufbruch in eine neue Beziehung stets von neuem mit der Hoffnung verbunden war, dass eigenes Fühlen, Wünschen und Begehren diesmal nicht absterben würden. In diesem Punkt, dem einzigen, war sie vielleicht unbelehrbar. Ich fragte mich, wie es weitergehen würde, jetzt wo sie unheilbar krank und weiterhin betörend attraktiv war.

Die Gabe ihrer Anziehungskraft hatte durch das Rezidiv nicht gelitten. Wenn man davon absah, dass die Haare, die sie trug, nicht ihre eigenen waren, aber ganz wie ihre eigenen aussahen, hatte die Krankheit bisher keine Spur in ihrem Aussehen hinterlassen. Es war ihr unangenehm, wenn andere manchmal ungläubig fragten: Konnte man krebskrank sein und so gut aussehen? Ja, man konnte. Weil die große Diagnose im Kopf noch eine ganz kleine Wirklichkeit im Körper war. Die Krankheit legitimierte sich nicht durch eine sichtbare Veränderung, schon gar nicht durch irgendwelche Vorboten einer Todesgeweihtheit, sondern nur durch eine erweiterte Sicht auf das Leben als Ganzes, das plötzlich versehen war mit einer Frage, die, wie ihr jetzt vorkam, schon seit mehr als drei Jahrzehnten auf sie wartete, seit der erste Ehemann sie mit seinem männlichen Interesse erschreckt und erfreut hatte. Doch die Frage nach dem richtigen Leben blieb unbeantwortet, entweder machten gewisse kleinere Auswirkungen der Krankheit sie psychisch sofort hinfällig oder, und das war hauptsächlich der Grund, war der Krebs in allen seinen Konsequenzen noch zu wenig raumfordernd, um ihre Aufmerksamkeit wirklich zu fesseln. So blieb sie bei ihrem Lieblings- und Lebensthema, in das sie mich lebhaft einbezog.

Sie war eine großartige Kommunikatorin, und ich konnte mir unschwer vorstellen, dass nicht nur ihre physische Erscheinung, sondern eben auch dieses außergewöhnliche kommunikative Talent die Männer bezauberte. In unseren

Therapiestunden beschenkte sie auch mich mit dieser Begegnungspräsenz, indem ihr nämlich ebenso wichtig wie der jeweilige Gesprächsgegenstand die Qualität unserer Kommunikation darüber war, und ich staunte immer wieder, wie sie das Männerthema bewusst und leichthändig so aufbereitete, dass es auch mich unter jedem von ihr fokussierten Aspekt interessieren konnte. Wofür sie meine Aufmerksamkeit am jetzigen Punkt der Geschichte mit Leichtigkeit gewann, war die Überlegung, einen aktiven Suchvorgang einzuleiten, um die Leerstelle an ihrer Seite, die nicht aufhören wollte zu schmerzen, neu zu besetzen.

Der eigene Wunsch kollidierte zunächst einmal unangenehm mit der Vorstellung, wie wünschenswert es für einen anderen sein konnte, sich auf ein solches Szenario einzulassen. Andererseits war ihre stärkste Ressource, die erotische Identität, nur nutzbar, wenn es einen Empfänger dafür gab; ohne einen Mann war die Erotik kein Kapital, sondern drohte mehr und mehr zu einer Quelle der Beschämung zu werden. Wann ist es Zeit für eine krebskranke Frau, sich von dem Wunsch und der Chance einer neuen Beziehung zu verabschieden? Wenn die Ausstrahlung der Krankheit die erotische Ausstrahlung getilgt hat? Oder wenn der Kontaktmarkt abwinkt? Sie wusste, dass es ihr nicht vergönnt war, den langsamen Alterungsprozess abzuwarten, der jeder Blüte zu ihrem natürlichen Absterben verhilft. Sie hatte selbst zu bestimmen oder herauszufinden, wann es Zeit für einen Schnitt war.

Über ein Internetportal wollte sie einen Partner suchen, weil sie dem Begegnungszufall, von dem sie bisher verwöhnt worden war, nicht mehr vertraute. Während sie sich illusionslos fragte, welcher Mann eine krebskranke Frau kennenlernen wolle, feilte sie lustvoll an ihrem virtuellen Profil, das in allem wahrheitsgetreu sein sollte außer in Bezug auf ihre Gesundheit, die zum Intimsten geworden war, was es mitzuteilen und natürlich zu bekennen galt, sobald eine persönliche Begegnung Anlass zu Offenheit gäbe. Ohne dass sie es erwähnte, wussten wir beide aber auch, dass sie ihrem Aussehen und ihrer Ausstrahlung einen wirksamen kleinen Vorsprung lassen wollte vor dem Negativen, das der andere auf diese Weise, so hoffte sie, leichter integrieren könnte. Die Gestaltung ihres Profils beschäftigte sie über Wochen und war mindestens so aufregend wie ein richtiges Date. Aber es drängte sie nicht, das Ergebnis wirklich ins Netz zu stellen.

Sie befasste sich vorerst lieber theoretisch mit der Frage, welcher Mann jetzt zu ihr passen könnte, wobei passend für sie nicht allein passend zur neuen Krankheitslage hieß, sondern ebenso sehr passend zu ihren hohen Ansprüchen, die durch die Krankheit in keiner Weise gelitten hatten. Sie war, was eine Liebesbeziehung anging, nicht bescheidener geworden, sondern auf eine neue Weise lebhaft angeregt, über ihre Möglichkeiten nachzudenken. In nicht wenigen Therapiestunden suchte sie nach einem Beziehungsentwurf, in dem von Anfang an die gleichzeitige

Präsenz von Liebe und Tod denkbar wäre. Es war eine gewaltige Frage, die sie an ihrem individuellen Schicksal abhandelte. Konnte man sich in eine faszinierende unheilbar krebskranke Frau verlieben? Anders als bei Paaren, bei denen die Krankheit in eine gewachsene Beziehung fiel und die Betroffenen auf tiefe Solidarität und Verlustangst ihrer Partner zählen konnten, war die Kombination von Eros und Exitus als Neustart in eine Beziehung prekär. Man musste sehr attraktiv und selbstbewusst sein, um zu wagen, das zu denken, zu hoffen, zu versuchen. Obwohl sie es eigentlich schon entschieden hatte, wartete sie noch ab.

Ihr von der Chemotherapie verändertes Aussehen gewann in dieser Zeit noch einmal an Bedeutung. Wegen einer Tumorprogredienz war die Kombination, die lange geholfen hatte, abgesetzt worden. Die neue Therapie hatte keinen Haarverlust mehr zur Folge, sodass die eigenen Haare langsam nachwachsen konnten. Sie trug weiterhin die Perücke, aber im Beisein von vertrauten Personen setzte sie sie immer öfter ab. In unseren Therapiesitzungen hing die rotbraune Kappe jetzt meist über dem Handlauf des Sessels. Ihre eigenen Haare waren an manchen Stellen noch dünn, ein kurzer braun melierter Flaum, unter dem sichtbar die Schädeldecke lag. Sie sagte, dass nicht die Haarlosigkeit das Schlimmste sei, sondern die Wimpernlosigkeit. Mit ihren schön geschminkten wimpernlosen Augen, mit ihrem spärlich beflaumten Kopf sah sie mich an, sie trug goldene Kreolen an den Ohren und einen sandfarbenen Schal um den Hals und wirkte auf einmal grausam bloßgestellt. Als ob die attraktive Art, wie sie sich kleidete, und alle Kosmetik sie nur umso mehr der Schäbigkeit preisgaben. Hatte sie nicht gesagt, sie wolle online gehen, um einen Mann kennenzulernen? Wimpernlos ihm in die Augen sehen?

Wieder überfiel sie Scham. Scham über das Kleingetretensein. Keine Haare, keine Augenbrauen, keine Wimpern. Scham über all die Nacktheit, über die Felle, die ihr davonschwammen, über die Demontage ihrer Schönheit. Beraubt und gedemütigt saß sie da. Es fiel mir nicht leicht, mein Mitgefühl für ihre Kränkung in Worte zu fassen. Es ist unendlich viel, was die Krankheit Ihnen genommen hat, sagte ich schließlich und untermalte all das, was sie verloren hatte, mit einer Geste der Hilflosigkeit und des Ausgeliefertseins. Wir wussten beide, dass es um viel mehr ging als um die Wimpern, und stumm erkannten wir das Unglück an, für das es keinen Trost gab, bis langsam und still Tränen über ihr Gesicht zu laufen begannen und sie sich weinend der Härte und Hoffnungslosigkeit ihres Schicksals ergab. Als sie die Augen wieder hob, war ein seltsamer kleiner Wunsch in ihr erwacht, für den sie von mir Unterstützung erbat, weil sie so etwas noch nie zugelassen hatte. Sie wollte den Kopf hängenlassen. In Zeitlupe sank ihr Oberkörper nach vorne, die Arme wurden lang wie die Äste einer Trauerweide, und so blieb sie, bis der Körper gesättigt war von dem, was die Seele bewegte. Am Ende dieser Sitzung schien der Weg zu sich selbst ein wenig Gestalt angenommen zu haben. Aber als die Haare dichter geworden, die Wimpern nachgewachsen und die Verlorenheitsgefühle nicht verschwunden waren, zog es sie entschieden wieder in die andere Richtung.

Das Profil war erstellt, und sie hatte es mit einem aktuellen Foto versehen, das vor allem nach einem Flirt mit ihrer Altersangabe aussah. Es schrieben sie mehr als ein Dutzend Männer an. Zwei interessierten sie sehr, ein Hochschuldozent und ein Architekt. Die Erscheinung gefiel ihr bei beiden Männern, das war ihr ebenso wichtig wie bei sich selbst, das Optische. Und ihr gefiel, wie sie mit Worten umgehen konnten, intelligent, ironisch der eine, dosiert selbstbewusst und beziehungserfahren der andere. Mental hielt sie zwar ihr Interesse an den beiden Kontakten flach, aber ihre Stimmung stieg perlend an, die Gegenwart hatte wieder Anschluss gefunden an ihre genuine Spielfreude. Doch bevor sie aufbrechen konnte zu neuen erotischen Erlebnissen, galt es eine medizinische Erschütterung unter Kontrolle zu bringen.

Nach einer bestimmten Anzahl von Chemotherapie-Infusionen stand wieder eine Computertomographie an. Sie hatte große Angst, dass die Behandlungen der letzten Monate nichts genützt haben könnten, dass es wieder einen Pfeil weniger im Köcher gäbe; und was wäre, wenn der

Onkologe zum letzten griffe und dann auch dieser letzte Pfeil das Ziel nicht mehr träfe? Sie brauchte Schutz vor ihren Hochrechnungen. Ich schlug vor, dass sie den Krebs als eine chronische Krankheit ansehen solle. Der bevorstehende Befund bringe nicht Rettung oder Verdammnis, sondern zeige lediglich eine Progression oder Remission des Tumors an, was dem Onkologen erlaube, die weitere Behandlung zu planen. Die milderen Bezeichnungen bewirkten ein milderes Erlebensklima. Ich half ihr, die Schritte so klein zu machen, dass sie bewältigt werden konnten. Als in der Computertomographie neu auch kleinere Lungenmetastasen zu erkennen waren, beteten wir gemeinsam das Mantra von der chronischen Krankheit, wir beteten es so lange, bis sie sich, ein wenig brüchig noch, aber langsam wieder liebäugelnd an die beiden Begegnungen erinnern konnte, die auf sie warteten.

Ich war froh, dass mir in dieser Therapie niemand über die Schulter sah. Gab es nicht längst anderes zu besorgen, als auf eine weitere Männergeschichte zu hoffen? Manchmal schwindelte mir selbst auf dem Grat, auf dem wir uns traumwandlerisch bewegten und auf dem sie mal mich, mal ich sie zum Weitergehen animierte. Es war nicht zu leugnen, dass mir noch mehr als vor dem Weitergehen vor dem Ende des Weges schwindelte. Ich wusste, dass es ein Spiel auf Zeit war, und baute doch, weil in der Ferne nichts zu erkennen war, auf eine immerzu anhaltende Gegenwart.

Sie hatte in der Therapie nicht gesagt, wann die Rendezvous stattfinden sollten, aber eines Tages, als sie in mein Sprechzimmer kam, wusste ich, dass sie vorüber waren. Sie hatte beide Männer kurz hintereinander getroffen, und weil die gegenseitige Freimütigkeit es an einem bestimmten Punkt des Gesprächs erforderte, hatte sie die Krebsdiagnose und auf Nachfrage auch die Palliativdiagnose mitgeteilt. Der Architekt sagte offen und nicht ohne emotionale Anteilnahme für sich als Überraschten und für sie als Betroffene, dass er davon überfordert sei, während der Dozent überstürzt von anderem redete. Beide Reaktionen waren schwierig für sie, aber die des Architekten hatte sie weniger verletzt. In der Therapie einigten wir uns darauf, das Ergebnis nicht zu beklagen, sondern zu evaluieren. Offenbar war es ungünstig, einen gravierenden Aspekt ihres Profils unerwähnt zu lassen, der dann in der plötzlichen Mitteilung schockierend wirkte.

Sie wollte es noch einmal probieren, diesmal von vornherein offen. Die Männer sollten sich in Ruhe damit befassen können, ob sie in Abwägung aller von ihr vermittelten Eindrücke, der Reize ihrer Gesichtszüge, ihrer Gestalt und ihres vielversprechenden Kommunikationsstils einerseits und der Vulgarität des medizinischen Datenmaterials andererseits, ob sie in Anbetracht der gesamten faszinierend-grotesken Ausgangslage eine solche Frau kennenlernen wollten. Nun, wo sie beides bereit war zu benennen, hoffte sie auf nichts anderes als ein *Trotzdem*, während ich selbst ganz zweifelsfrei daran glaubte. Es brauchte Mut, denn sie wusste, dass sie die Realität ultimativ herausforderte. Sie schrieb, was sie war: erotisch und krankheitsverschattet. Sie schrieb, was sie hatte: Sehnsucht und Brustkrebs. Mit sicherer Hand fand sie die Worte und legte sie zu gleichen Teilen in beide Waagschalen. Nie hatte ich sie so transparent, so bescheiden und so attraktiv erlebt.

Und während es aussah, als renne ihr Bestes im Wettlauf mit Krankheit und Zeit noch einmal um unsterblichen Sieg, als könne ihre vielschichtige erotische Strahlkraft einen einzigartigen Triumph über den groben Bodensatz des Schicksals feiern, lief sie doch bereits in die Zielgerade ihres Lebens ein und machte sich bereit, eine Biographie zu vollenden, in der im häufigen Wechsel von Bindungen und Trennungen etwas ausgelebt worden war, was noch immer nach seinem bewegungslosen Mittelpunkt suchte.

Nachdem sie der Realität Tage, dann eine ganze und noch eine Woche Zeit gegeben hatte, musste sie feststellen, dass die eine der beiden Waagschalen von allen Männern, die sich für sie interessiert haben könnten, wortlos als zu schwer befunden worden war. Die Quelle, die stets zuverlässig für Gemütserhellung gesorgt hatte und an deren Weitersprudeln ich im Wunsch, meine Patientin möge auf ihrer Fahrt noch lange heiteren Rückenwind verspüren, fast mehr als sie selbst hatte glauben wollen, war versiegt.

Erkenntnisse und Einsichten in das eigene Wesen sind nicht zwangsläufig erfüllend. Bei der Reise zu sich selbst, die ihr vorgeschwebt hatte, dachte sie an einen fruchtbaren inneren Prozess, vielleicht daran, was sie vor dem Männerthema noch Wertvolles in Sicherheit bringen könnte, vielleicht auch an einen Prozess der Trauer um all die Talente, die sie immer nur anderen zur Verfügung gestellt hatte. Aber letztlich hatte sie nicht gefunden, wonach sie hätte suchen oder wohin sie sich auf den Weg nach Hause hätte machen können. Sie war eine Luftwurzelblüte, eine Beziehungsnomadin ohne innere Heimat, ein Hohlmaß, das andere mit Herzblut füllten und ihr so ein Erleben schenkten, von dem sie wie von eigenem erzählen konnte.

Das Therapiestück, das uns noch bevorstand, war von keinem starken Funken mehr beseelt. Der Brustkrebs hatte nun auch Ableger in der Hirnhaut gebildet, was sie ohne Entsetzen hinnahm. Ich hätte nicht sagen können, ob die Krankheit, die sie hatte, auf den Tod so nüchtern und sinnentleert war, wie sie selbst es jetzt zu sein schien, oder ob sie selbst so öde und schwer wie jene geworden war. Auf jeden Fall sah es aus, als hätte das namenlose Zuhause, wo sie nun angekommen war, zufällig die gleiche Adresse wie der Krebs.

Einmal noch in dieser letzten Therapiephase lächelte sie mir aufmunternd zu, damit ich mich bereitmachte, den eigentlichen Schluss der Geschichte zu hören. Die Männer, sagte sie, hätten ihr sehr geholfen, über die Runden zu kommen, denn eigentlich sei sie – und hier zögerte sie, als ob sie es irgendwie unappetitlich fand, es auszusprechen –, eigentlich sei sie eine Totgeburt, die spielen musste, lebendig zu sein. Und auch wenn dieses Kapitel wenig mit den Männern zu tun gehabt habe, sei sie doch überaus froh, dass der Vater und alle, die nach ihm kamen, ihr geholfen hätten, das Nicht-lebendig-Sein mit so viel Leichtigkeit und Zärtlichkeit, mit so viel Drama und Aktion zu überspielen. Das sagte sie aus ihrem bewegungslosen Mittelpunkt heraus, um den herum der Krebs, der jetzt weit fortgeschritten war, wie ein gezähmtes Tier sich ringelte, das einvernehmlich darauf wartete, sie dort abzuholen und da hinzubringen, wo sie, wie sie jetzt müde sagte, doch immer schon gewesen sei.

Ausgebeint

Ich bekam ein Konsil für Herrn M.; die ärztliche Information war dürr, das ist nicht weiter erheblich, aber ich konnte auch das Dürre nur teilweise entziffern: aggressiver Tumor im Ellenbogen li, E...tion unumgänglich. Mit Übersetzungshilfe des Pflegepersonals verstand ich, dass das Wort Exartikulation hieß und nichts mit dem Ende von Sprechakten zu tun hatte, sondern die Abtrennung einer Gliedmaße im Gelenk bedeutete. Der linke Arm des Patienten sollte also abgetrennt werden, und zwar im Schultergelenk. Es war nicht das erste Mal, dass ich als Psychoonkologin mit der Amputation von Gliedmaßen oder Körperteilen konfrontiert war; ich erinnere mich zum Beispiel an einen zimtbraunen Unterschenkel, der in einer weißen Sportsocke und einem knöchelhohen Turnschuh steckte und während der Therapiesitzung wegen Druckschmerzes abgeschnallt wurde, und an Brüste natürlich erinnere ich mich, etliche Brüste, die rechts, links oder beidseitig fehlten und die künstlich wiederaufgebaut worden waren oder auch nicht. Dass Herr M. seinen linken Arm verlieren sollte, war ohne Frage eine lebenserhaltende Maßnahme seitens der orthopädischen Chirurgen, aber ich war irritiert, als ich das Geburtsdatum las und ausrechnete, dass Herr M. 85 Jahre alt sein musste.

Wie kam ich dazu, die Entscheidung eines 85-Jährigen in Frage zu stellen, lieber einen Arm als sein Leben zu lassen? Doch es war so, ich ging davon aus, dass man in solchem Alter den Tod zumindest als prüfenswerte Alternative sich selbst vorlegen und, wie ich tendenziell erwartete, auch mit mir würde diskutieren wollen.

Ich fand Herrn M. lesend im Bett vor. Er erhob seinen weißen Schopf und das feingeschnittene Altersgesicht mit den vielen Falten und den etwas trüben Augen hinter der Brille, über die hinweg er mich neugierig musterte. Er wartete nicht ab zu erfahren, wer ich sei, sondern fragte mir wohlgelaunt entgegen: Wer kommt denn da?

Und kaum hatte ich mich vorgestellt, verwickelte er mich in eine rege Plauderei, oder besser gesagt: Er plauderte rege und ich hörte, überrascht und amüsiert von der Quirligkeit des alten Herrn, ausschließlich zu. Herr M. schlug dann vor, dass wir uns in eine kleine geschützte Sitzgruppe am Ende der Station begeben, da er nicht allein im Zimmer war. Ich staunte, wie leichtfüßig er vor mir her lief, ein kleiner, flinker Herr von 85 Jahren. In Höhe des Ellenbogens war sein linker Arm unter dem sommerlichen Oberhemd dick verpackt in eine Menge Verbandsmaterial, aber als er selbstredend die Gesprächsführung beibehielt und beide Arme und Hände lebhaft mitagierten, da vergaß man fast, dass sich unter dem Paket ein gravierendes Problem befand. Doch zwischendurch, und das war eine Geste, die mich in ihrer Behutsamkeit rührte, legte er überaus sacht und beschützend die rechte Hand unter den kranken Arm, und dann war zu spüren, dass sich da etwas überaus Delikates, Prekäres und irgendwie auch sehr Persönliches befand. Er hatte feine, braun gefleckte Hände mit bläulichen Sehnen und schmale, gepflegte Fingernägel. Von Beruf war er Übersetzer gewesen, darauf fokussierte er jetzt und erzählte, von etlichen Anekdoten durchwirkt, dass er nebst Romanen auch viel Lyrik übersetzt habe, und sogleich rezitierte er einen Haiku auf Französisch und danach ein etwas längeres deutsches Gedicht, reimlos und in rhythmischem Versmaß. Da er ein ausgeprägtes Sprachempfinden besaß, war es ein Genuss, ihm zuzuhören; einzig wegen unserer Gesprächsdynamik, nämlich der gänzlich unsymmetrischen Verteilung von Sprech- und Hörakten, war es für mich mit der Zeit auch ein wenig anstrengend. Dann sagte er, dass er selbst ebenfalls Gedichte geschrieben habe, und er begann nun eines vorzutragen, das mir, jedenfalls beim ersten Hören, nicht nur originell, sondern auch kompliziert vorkam. Es handelte sich um eine bewusste Häufung von ausgefallenen Fremdwörtern, die er nicht sinnlos, aber ins Absurde gehend aufeinandergetürmt hatte. Dennoch war eine inhaltliche Aussage erkennbar, sie handelte davon, wie die einen die anderen unter ihren Bildungsgeschützen und Worthülsen eiskalt begraben, was übrigens ganz und gar nicht das war, was er mit mir machte; er war einfach ein begeisterter Redner, dem Unterschiedliches eloquent in die Zunge floss. Das Gedicht, das er mir vortrug, sollte später nochmals einen Auftritt vor deutlich unfreiwilligeren Zuhörern, als ich es war, erleben. Insgesamt staunte ich in diesem ersten Gespräch über die geistige Beweglichkeit des alten Herrn, die nicht zuletzt von seinem phänomenalen Gedächtnis in Schwung gehalten wurde. Erst später erlaubte ich mir auch das Gegenteil darin zu erblicken, nämlich einen altersadäquaten Mangel an Beweglichkeit, denn wie viele alte Menschen wollte Herr M. vor allem seine Interessengebiete und seine Lebenserfahrung an andere weiterreichen; er war, so erlaubte ich mir zu befinden, nicht beweglich genug für einen Dialog mit einer neuen Person in einer neuen Situation. Aber auch diesen Befund musste ich später, als der linke Arm von Herrn M. bereits im Schultergelenk exartikuliert worden war, revidieren, als ich nämlich nach der Operation das Gespräch darüber suchte, was innerlich in ihm vorging nach dieser äußeren Veränderung, und Herr M. mir sagte, dass früher einmal jemand, und das war natürlich nicht ich, so weise gewesen war zu bemerken, dass er eigentlich ein überaus scheuer Mensch sei, der nichts von sich preisgebe. Herr M. wusste sein Inneres in der Tat hinter einer undurchdringlichen Hecke aus gescheiter Plauderei zu verbergen. Das war für meinen Auftrag und meinen Wunsch, ihn in seinem relevanten Erleben hilfreich zu unterstützen, ein dorniges Hindernis, das nicht primär mit seinem Alter zu tun hatte, sondern in vielen Jahrzehnten gewachsen war.

In dieser ersten Begegnung, in der Herr M. seine rechte Hand immer wieder behutsam unter den tumordicken Ellenbogen legte und noch lange weiter über Literatur gesprochen hätte – wir waren jetzt bei den Russen angelangt, er kannte alle Klassiker und hob einzelne seiner Lieblingswerke entzückt hervor –, lange noch hätte er wohl so weitergesprochen, wenn ich ihn nicht irgendwann unterbrochen hätte: Und was, Herr M., kommt in den nächsten Tagen medizinisch auf Sie zu?

Theatralisch hob er die weißen Augenbrauen, die schmalen Schultern und Hände und sagte: Ja, der Arm muss weg, ganz oben wird er abgehauen, ich werde ausgebeint wie von einem Metzger. Ironisch grimassierend und demonstrativ abgeneigt, weitere Worte an solch krude Dinge wie einen Armverlust zu verschwenden, setzte er einen Schlusspunkt unter meinen Auftakt zu einem Gespräch darüber, was onkologisch und psychoonkologisch eigentlich anstand. Wahrscheinlich verdichtete sich in seinem Kopf bereits ein neuer ebenso existenzieller wie leichtfüßiger Haiku.

Das Schockierende zu spüren, war also ganz mir überlassen. Oder muss ich sagen: Ich fand es schockierend, er hingegen nicht?

Es ist immer wieder ein psychotherapeutisches Abenteuer, den richtigen Zugang zu einem Menschen in einer schwierigen Lebenssituation zu finden, und natürlich steht die eigene Gefühlsreaktion Pate bei dem, was man dem Patienten gesprächsweise anbietet, in der Hoffnung, sich in einem gemeinsamen Empfinden und Beurteilen der Situation zu treffen. Ich ließ mich nicht abwimmeln, sondern formulierte so etwas wie eine gewaltige Überforderung, sich vorstellen und einverstanden sein zu müssen, dass in wenigen Tagen ein Arm, ein ganzer Arm von einem selbst, abgetrennt und für immer fehlen würde, und kaum zu ermessen, fügte ich hinzu, welche gewaltigen Konsequenzen das im Alltag nach sich ziehen werde. Wir trafen uns nicht. Herr M. musterte mich unbeeindruckt, und als müsse er mir den überlegeneren Weg der Verarbeitung weisen, erwiderte er: Was wollen Sie, es muss sein, die Ärzte haben mir dazu geraten, weil ich noch nirgendwo Ableger habe, das Übel, sagen sie, sitzt zum Glück nur im Arm.

Und wieder umfasste er sacht den gepolsterten Ellenbogen, in dem der Tumor schmerzte, und signalisierte mir klar, dass es sich um eine alternativlose Angelegenheit handelte, weil die Ärzte es ihm so erklärt und empfohlen hatten.

Dass dies seitens der orthopädischen Chirurgen so war, wunderte mich nicht. Aber von dem feinsinnigen alten Mann, der vor mir saß, hätte ich – wie kam ich dazu? – etwas anderes erwartet, ja, mehr von etwas, was nicht unbedingt ein Vorteil gegenüber der chirurgischen Effizienz, sondern nur geistig etwas komplexer gewesen wäre. Etwas mehr innere Zerrissenheit und emotionale Verdunkelung hätte ich erwartet, auch wenn dies natürlich die Sache nicht leichter, sondern schwerer machen würde, aber genau das hätte ich erwartet, dass er seinen Kopf in beide Hände stützte und sein Herz schwer werden ließe in der Frage, ob er diesen Preis für sein Leben, das sich von den Achtzigern gegen die Neunzig hin bewegte, bezahlen wolle. Ich selbst, das war mir bewusst, hatte nichts Besseres anzubieten als das herzschwere Nachdenken nicht nur über den Arm, sondern über das Leben, das Stellen von Fragen, die die chirurgischen Antworten und vielleicht überhaupt Antworten hinter sich lassen würden. Fragen, deren Sinn darin bestünde, das brutal eindeutige Handeln, das zweifelsfreie Ausgebeintwerden in vier Tagen wenigstens noch ein wenig aufzuhalten zugunsten des Nichthandelns, zugunsten eines inneren Prozesses, der sich Zeit ließe, weil sich nur in der Zeit die Bedeutung eines fehlenden Arms in Beziehung zum ganzen Körper, zum ganzen Leben von Herrn M. wiederfände, und einen solchen Prozess kann kein Chirurg einem Patienten abnehmen, er kann höchstens sagen: Wenn Sie nicht machen, was wir Ihnen empfehlen, dann werden Sie sterben.

Und das ist mit größter Wahrscheinlichkeit richtig, aber es ist eine Richtigkeit, die darauf baut, dass Sterben falsch ist.

Natürlich hätte ich mir nicht erlaubt, für eine andere Entscheidung zu plädieren, ich hätte mir nur gewünscht, dass der weißhaarige Herr es sich ein wenig schwerer machte, dass die Zustimmung zu einem einarmigen Leben in seinem Alter etwas ambivalenter ausfallen würde. Vielleicht hätte ich mir auch nur gewünscht, dass er überhaupt eine eigene Entscheidung zu treffen bereit gewesen wäre, denn ich hatte den Eindruck, dass er den Ärzten eine Autorität zugestand, die ihn selbst deutlich schmälerte. So weit seine Gedanken im Rezitieren der Verse ausgriffen, so eng, fand ich, wirkte er in seinem Patientengebaren: ein fügsames altes Kind, das tat, was man ihm riet. Ich selbst befand mich übrigens in einem Dilemma, denn würde ich ihm eine größere Selbstverantwortung schmackhaft machen, ihn anregen, sich in Überlegungsdimensionen jenseits der chirurgischen Machbarkeiten zu begeben, würde ich vermutlich den Tadel der Orthopäden auf mich ziehen, denn sie würden es als eine Kompetenzüberschreitung erachten, wenn eine Psychologin sich in solcher Weise betätigte. Sie hatten mir den Patienten überwiesen, um ihn auf einem schwierigen, aber indiskutablen Weg zu begleiten.

Ich war damit beschäftigt, eine Formulierung zu finden, die weitab der Grobheit lag zu fragen, ob für den Patienten auch die Möglichkeit zu sterben in Betracht käme. Man spürt, womit man die Grenzen des Sagbaren verletzt. So fragte ich Herrn M. in, wie ich dachte, deutlich schwächerer Dosierung, ob er eine Vision habe, wie alt er etwa werden würde, und da er mich auf der Stelle überrascht, wachsam und indigniert zugleich ansah, wickelte ich rasch einen persönlichen Verband um meine heikle Frage, indem ich anfügte, dass mir selbst der Gedanke vertraut sei, wann es etwa genug sein könne, wann ich mich im Leben verbraucht zu haben glaube, welche Anzahl meiner Jahre mich müde gegenüber dem Ganzen gemacht haben könnten. Und vorsichtig fragte ich nochmals an, ob auch er solche Gedanken kenne. Er sah mich mit seinen trüben Augen frontal an und sagte, das sei eine sehr dumme Frage, und er habe keine Lust, darauf zu antworten.

Okay, sagte ich, vollkommen rückzugsbereit, und er antwortete, dass er auch «Okay» für eine sehr dumme Redensart halte, worin ich ihm spontan zustimmen musste, denn schon seit einiger Zeit versuchte ich, diesen irgendwie selbsthaftenden Ausdruck aus meinem Sprachgebrauch zu entfernen.

Erst später, in einem Gespräch mit meiner Freundin B., in dem es um nichts Geringeres als persönliche Gedankenkultur ging, also um die Frage, welche Gedanken man innerlich zulassen und welche man abweisen sollte, wurde mir bewusst, dass ich wirklich meine Kompetenzen überschritten hatte, aber nicht gegenüber den Ärzten, sondern gegenüber dem Patienten. Wie kam ich dazu, den Todeszeitpunkt eines anderen Menschen zum Gegenstand meines persönlichen Urteilens und sogar eines entsprechenden Diskussionsangebotes ihm selbst gegenüber zu machen? Der Tod ist ebenso endgültig wie unfassbar, er geschieht ein einziges Mal im Leben und beendet dieses für immer. Wer als einzig man selbst, meinte B., dürfe da gedanklich Hand anlegen? Oder, fragte sie, möchtest du, dass deine Kinder in deinem eigenen hohen Alter oder bei einer Krankheit, die dich dahinsiechen lässt, insgeheim denken: Warum stirbt sie nicht, sie ist ja alt oder krank genug …

Da hatte ich verstanden, dass es Gedanken gibt, die so hässlich sind, dass man sein Inneres ebenso wenig damit möblieren sollte, wie man sich in hässlichen Gegenständen einrichtet.

Die Begegnung mit Herrn M. endete in der Abmachung, dass er mich telefonisch kontaktieren werde, wenn er vor oder nach der Operation ein weiteres Gespräch wünsche. Ich zweifelte damals nicht an mir und meinem Gesprächsbeitrag, damals war lediglich meine Irritation über das Alter des Patienten der Irritation über sein Verhalten gewichen.

Die beiden nächsten Tage hörte ich nichts von ihm, am dritten, am Tag vor der Operation, besuchte ich ihn auch ohne Einladung. Wieder lag er lesend im Bett, ich sah die handschriftlichen Randnotizen auf den aufgeschlagenen Seiten, und es hätte mich natürlich interessiert, in welches Buch er gerade vertieft war. Als er mich sah, schwenkte er die Arme, den linken etwas weniger als den rechten, und rief: Das war Gedankenübertragung!

Er habe während des Nachmittags mehrmals an mich gedacht und überlegt, ob er mich um einen erneuten Besuch bitten solle, aber er habe ja nichts Neues zu berichten und es deshalb sein lassen. Und fast im selben Atemzug rief er weiter, und es kümmerte ihn jetzt nicht mehr, dass noch zwei andere Patienten im Zimmer waren: Es ist ein Horror, es ist entsetzlich, was morgen geschehen wird!, und er klappte das Buch zu und griff nach meiner Hand. Ich sah, dass es die Bibel war. In großer Not und im Wissen, von jemandem gesehen und verstanden zu werden, sagte er, dass ich die Einzige sei, die das Erschreckende angesprochen habe, von den Ärzten käme nichts als stabile, sonnenklare Empfehlung. Ich war froh, dass ein Teil meiner früheren Intervention rehabilitiert war, froh aber vor allem, dass Herr M. sich auf einmal seelisch zuständig fühlte für sein eigenes Schicksal, und gern hielt ich zusammen mit ihm aus, dass das Erschrecken nicht an die Entscheidung rührte, sondern nur – was heißt nur? – eine Veränderung seines Bewusstseins bedeutete, was ja in gewisser Weise seines Menschseins hieß. Es erleichterte mich, dass er die Angelegenheit nicht mehr in allen Dimensionen anderen glaubte übergeben zu können. Die Chirurgen waren verantwortlich für die professionelle Amputation seines Arms, der persönlichen Erlebens- und Bedeutungsschwere des Ereignisses stellte er sich jetzt selbst. Es war brutal. Böenartig schleuderte er durch Angstgewitter, nannte die Schmerzen, die er werde aushalten müssen, den möglichen Phantomschmerz, der ihn vielleicht den Rest seines Lebens begleiten würde, er fürchtete, dass sein Hirn nicht mehr plastisch genug sei, die gravierende Veränderung im Körpererleben zu kompensieren, er bangte um seine kostbare Selbständigkeit und sah vor sich, wie die einfachsten Dinge zum Problem würden: auf die Toilette gehen, Strümpfe anziehen, Mahlzeiten zubereiten. Er bangte nicht nur um sein seelisches, auch um sein physisches Gleichgewicht, mit einem Arm, das wusste er, ist der Balanceakt des ganz normalen Stehens und Gehens gefährdet. Nur lesen, sagte er, das werde ich können, Seiten lassen sich einhändig umblättern. Und dann griff er nach der Bibel, schlug das Buch Der Prediger auf und rezitierte die bekannten Verse: Alles hat seine Stunde / und jedes Geschehen unter dem Himmel hat seine Zeit: / eine Zeit zum Leben und eine Zeit zum Sterben ...

Als ob das nichts Neues gewesen wäre. Ich war froh, dass ich bei ihm war, er hielt die ganze Zeit meine Hand, nur manchmal zog er sie weg, um sie behutsam unter den prekären Ellenbogen zu legen. Der Tumor und der Schmerz darin waren wie ein krankes Kind, das ihm heute noch angehörte und morgen schon begraben sein würde.

Gegen Abend, sagte er, kämen nochmals zwei Orthopäden, um den Eingriff detailliert zu besprechen. Die Herren werden natürlich ausschließlich mit meinem Arm reden, dass ich da dranhänge, wird ihnen entgehen. Er selbst war jetzt aus einem Guss, ein ganzer Mensch, der sich betroffen fühlte von den letzten kargen Vorbereitungen zu einem dramatischen Eingriff, den, gottlob, kompetente, professionelle, qualifizierte, renommierte und exzellente Spezialisten in einer ohne Frage indizierten und imperativen Operation ausführen würden, er aber wäre an diesem letzten zweiarmigen Abend seines Lebens auch einer heimatlosen Sprache ausgeliefert, einem eiskalten Fachjargon, dem er nichts, gar nichts von dem, was ihn ausmachte, entgegenhalten konnte. Wirklich gar nichts? Später erzählte er mir, wie das Gespräch verlaufen war. Gegen Ende ihrer Lagebesprechung, als die Experten gerade abschließend erörterten, wie sie den verbleibenden Hautlappen vom Oberarm fachmännisch über das ausgebeinte Schultergelenk des Patienten legen würden, unterbrach Herr M. sie höflich und teilte ihnen mit, dass auch er etwas zu sagen habe. Und er trug, bar jeder Einleitung oder Erklärung, sein selbstverfasstes Gedicht vor, das originelle, komplizierte mit den absurden Fremdwörtertürmen. Es war lang, und ebenso lang währte das angespannte Schweigen auf Seiten seiner Zuhörer. Er selbst, sagte er, sei mit der letzten Zeile abrupt aus dem Bett gestiegen und habe grußlos das Zimmer verlassen, da er seine Tränen nicht mehr habe zurückhalten können. Später an diesem Abend teilte man ihm mit, dass die Operation um drei Wochen verschoben werde, aus zeittechnischen Gründen, da der Hauptoperateur nicht früher verfügbar sei.

Herr M. ging nach Hause und träumte viele Träume. Den von der schlammigen Kröte, die sich glotzäugig aus dem Abfluss seines Waschbeckens windet. Den von dem altertümlichen Schlüssel in seiner Hand, der zum Tabernakel einer oft besuchten Kapelle passte. Den von dem großen Koffer, an dessen Griff nur die Hälfte des Gewichts hing. Den vom Sarg, aus dem ein Toter sich erhebt.

Am Vortag der Operation kam er wieder in die Klinik. Er hatte alles Nötige eingepackt – außer seiner Einverständniserklärung zur Amputation, die hatte er zu Hause vergessen. So etwas Dummes, sagte er. Eine letzte unbewusste Fehlleistung, sagte ich. Lassen Sie es gut sein, antwortete er so ruhig wie nie, ich hatte drei Wochen Zeit, mich zu entscheiden, und jetzt ist es entschieden. Ich fand ihn mindestens zwei Jahrzehnte reifer als mich.

Am nächsten Tag dachte ich ständig an ihn, an den ganzen Arm mit der ganzen Hand daran, der zum sogenannten Humanabfall wandern würde, an den Moment, in dem er realisierte, dass es vollbracht war. Zwei Tage später besuchte ich ihn. Eine weite Jacke, unter der die Asymmetrie des Oberkörpers fast nicht erkennbar war, bedeckte ihn. Er hatte schmerzhafte Krämpfe in dem durchtrennten Schultermuskel, die ihn in kurzen Abständen zum Aufbäumen brachten. Jetzt weiß ich, sagte er, wie ein geköpftes Huhn sich fühlt, das ohne Kopf noch weiterflattert.

Sein Muskelstumpf wollte ständig abheben und fliegen,

unter der Jacke sah man unwillkürliche ruckartige kleine Bewegungen. Er konnte um Schmerzmittel bitten, wann immer er wollte.

In den nächsten Tagen berichtete er vor allem von Phantomschmerzen, er spürte den Tumor im Ellenbogen exakt wie vor der Amputation. Dazu kam, dass der fehlende Arm laufend seine sensorische Qualität änderte, mal fühlte er sich an wie eine Prothese, mal wie ein Teil einer Ritterrüstung, die in einen dicken schwarzen Handschuh auslief. Wir staunten beide, welche Empfindungen und Bilder sein Gehirn produzierte. Der Arm war immerzu spürbar, und immer wieder zuckte das abgerissene Flügelchen. Wie vor der Operation griff er häufig mit seiner rechten Hand nach dem fragilen Ellenbogen und griff jetzt irritiert ins Leere. Er berichtete auch, dass die rechte Hand nicht selten und gerade in dieser Zeit instinktiv nach dem linken Gegenüber taste, wenn beide sich in täglicher Gewohnheit zum Gebet falten wollten. Nicht mehr beten können wie zuvor, daran hatte er gar nicht gedacht.

Die Physiotherapeutin kam zweimal am Tag und trainierte mit ihm das ganz normale Gehen und Stehen, damit er nicht aus der Senkrechten falle, und auch die Beweglichkeit des Muskelstumpfes. Nicht ohne Stolz führte er mir die kleinen Kreisbewegungen vor, die er fleißig mit der linken Schulter übte. Aus der Ergotherapie berichtete er erfreut von einer Schnappverschlusserfindung, mit der man einhändig Flaschen öffnen und verschließen konnte. Er lernte viel Praktisches.

Bevor er das Krankenhaus verließ, um in eine Rehabilitationsklinik für Menschen mit schweren körperlichen Funktionsstörungen überzutreten, beging ich meine letzte Sünde und fragte ihn, ob es im bisherigen Verlauf einen Moment gab, in dem er seine Entscheidung bereut habe.

Nein, antwortete er mit einem dezidierten Schlusspunkt in den Augen, keinen einzigen.

Gibt es Wunder?

Die Frage, ob es Wunder gibt, ist in der Onkologie aus naheliegenden Gründen ziemlich relevant – ein Wunder bedeutet hier nämlich eine Wunderheilung. Wenn die Ärztin der Patientin sagt, dass es in ihrem Fall keine medizinische Aussicht auf Heilung gibt, dann bleibt der Patientin immer noch der Glaube, dass in ihrem besonderen Fall ein Wunder geschehen und sie entgegen jeder Logik und Statistik gesunden wird. Das ist, wenigstens für eine gewisse Zeit, eine unschätzbare Entlastung. Früher oder später geschieht allerdings das, was die Ärztin prognostiziert hat. Die Patientin stirbt an ihrer Krebserkrankung. Wenn man in der Onkologie arbeitet, dann weiß man, was man ja auch eigentlich sonst weiß: dass die Realität wunderfrei ist. Und das, was in der Betroffenheitsliteratur unter Wunderheilungen abgehandelt wird, das sind Märchen mit Halbwertszeit. Früher oder später hat das Buch die Autorin überlebt. Die Onkologie ist ein Nährboden für Märchen, die sich als Wunder verkleiden, so lange sie können. Irgendwann sind die Märchen nackt, und die Patienten sterben an dem, was die Ärzte prognostiziert haben.

Und gerade deshalb möchte ich hier von einem Wunder erzählen, von einem echten Wunder – jedenfalls glaube ich, dass es eines war. Der Patient wäre gestorben, wenn nicht das Wunder geschehen wäre.

Die Geschichte geht so: Der Patient, ein Informatiker, ist 22 Jahre alt, als bei ihm eine Leukämie diagnostiziert wird, die, laut seiner Ärztin, zu achtzig Prozent heilbar ist. Aber zwanzig Prozent sterben auch daran. Als der Patient die Diagnose vernimmt, weiß er mit hundertprozentiger Sicherheit, dass er zu den achtzig Prozent Geheilten gehören wird. Entweder ist das eine Rechenschwäche oder ein Märchen. Da Informatiker bestimmt gut rechnen können, handelt die Geschichte natürlich nicht von einem, der nicht rechnen kann, sondern von einem, der sich selbst ein Märchen erzählt. Der Patient nimmt mit Gewissheit eine ungewisse Zukunft vorweg und erzählt sich und anderen das Märchen von seiner berechenbaren Zukunft. In jedem Fall außer dem Leukämiefall würde er schwören, dass überhaupt keine Zukunft berechenbar ist, aber in diesem speziellen Fall erlaubt er sich eine Ausnahme: Seine an und für sich und durch die Erkrankung noch ungewissere Zukunft wird kurzfristig in eine gewisse verwandelt, was natürlich mehr als verständlich ist. Warum soll man ausgerechnet dann, wenn man am Beginn einer Hochdosis-Chemotherapie steht, an deren Erfolg zweifeln? Warum soll man überhaupt an seinem Weiterleben zweifeln, wenn man

22 Jahre alt ist? Das ist aber nicht die Geschichte, die ich erzählen will.

Die Geschichte ist vielmehr die: Als der Patient seine Diagnose vernimmt, das heißt, als er im Sprechzimmer der Onkologin sitzt, die ihn auch während der Hochdosis-Chemotherapie ärztlich betreuen wird, da sitzen sein Vater rechts und seine Mutter links von ihm. Bei dieser Art von Krankheit nimmt man auch in diesem Alter durchaus noch die Eltern mit zu solcher Art von Besprechungen. Der Vater nimmt die Diagnose ruhig und ernst entgegen, während die Mutter laut heraus weint. Die Aufmerksamkeit des Patienten, des Vaters und der Onkologin richtet sich augenblicklich auf die weinende Mutter. Das ist der Lohn, den man bekommt, wenn man seine Gefühle zeigt. Die Mutter schluchzt, und es schüttelt sie vor Weinen, dass ihr Kind an Krebs erkrankt ist. Auch hier in meiner Geschichte nimmt die Mutter sofort einigen Platz ein, denn Menschen, die laut ihre Gefühle zeigen, kann man nicht übergehen, besonders dann nicht, wenn die Gefühle tiefes Leid ausdrücken, man wäre ja ein Unmensch, wenn man nicht verweilt bei Menschen, die laut weinen. Die Mutter also weint laut, und die drei anderen im Sprechzimmer der Onkologin tun alles, damit die Mutter sich wieder beruhigt. Die Onkologin schweigt erst einmal auf unbestimmte Zeit, während Vater und Sohn so mit der Mutter sprechen, wie sie das auch zu Hause gewohnt sind zu tun – sie sprechen beruhigend und besänftigend auf sie ein, bis das Weinen langsam verebbt und die Onkologin weitersprechen kann.

Wenn ich die Geschichte der Mutter erzählen wollte, die sich vor Angst und Verzweiflung nicht zu halten weiß, dass ihr Sohn an Krebs erkrankt ist, dann würde ich die Geschichte natürlich anders erzählen, mit Sicherheit einfühlsamer und verständnisvoller, was die Mutter angeht. Aber in der Geschichte von dem Wunder, das ich erzählen will, durch das der Sohn in letzter Minute, wie ich glaube, gerettet worden ist, muss ich die Rolle der Mutter ein wenig ungerührt zeichnen, denn sonst entbehrt das Wunder noch mehr jeglicher Glaubwürdigkeit, als Wunder dies ohnehin schon tun.

Die Mutter also weint laut, während Vater und Sohn keine offensichtlichen Gefühle äußern und die Onkologin schließlich fortfährt, das mitzuteilen, was mitgeteilt werden muss. Die Hochdosis-Chemotherapie werde grundsätzlich in kurativer, also heilender Absicht verordnet, aber sie beinhalte auch ein gewisses Risiko, denn das Immunsystem des Patienten werde dadurch völlig außer Kraft gesetzt. Während der Hochdosis-Chemotherapie besitze er keinen körpereigenen Schutz mehr gegen Infekte und andere Erreger, und in seltenen Fällen könne man das Problem medizinisch nicht mehr in den Griff bekommen, sodass mit der grundsätzlich kurativen Therapie auch eine gewisse Lebensgefahr verbunden sei. Sie spricht offensichtlich von den zwanzig Prozent jener Patienten, die an der Krankheit beziehungsweise an deren Behandlung sterben, und dazu ist sie verpflichtet.

Dass die Mutter an diesem Punkt erneut laut zu weinen beginnt und Vater und Sohn sich wiederum für längere Zeit um sie kümmern müssen, das ist nun nicht mehr überraschend, sondern bereits ein Familienmuster. Neu ist, dass nicht nur die Männer, sondern jetzt auch die Onkologin, die ja nicht zur Familie gehört, aktiv beginnt, die Mutter zu trösten, indem nun auch sie beruhigend und besänftigend in ihre Richtung spricht. Und das soll zeigen, dass nicht nur in dieser Familie, sondern eigentlich auf der ganzen Welt diejenige Person automatisch zur Hauptperson wird, die am lautesten ihre Gefühle zeigt, auch wenn sie eigentlich gar nicht die Hauptperson ist.

Eigentlich haben auch die Männer an diesem Punkt der Geschichte Gefühle, aber sie formulieren sie sozusagen objektiv, und deshalb sehen ihre Gefühle nicht so sehr nach Gefühlen aus wie bei der Mutter, die mehr subjektiv weint. Bei den Männern sehen die Gefühle mehr nach Wissen aus, sie wissen, dass der Patient die Behandlung hundertprozentig überleben wird, und das sagen sie auch der Frau, die jedoch an diesem Punkt der Geschichte ganz frei von Gefühlen weiß, dass das nicht stimmen kann, weil niemand die Zukunft vorhersehen kann. Aber trotzdem ist das etwas fragwürdige Wissen der Männer für die Mutter gefühlsmäßig von einigem Nutzen, weil es begütigend und besänftigend in ihre Richtung gesprochen wird. Und während sie so aufs Neue und weiterhin als Hauptperson in der Mitte der Aufmerksamkeit steht, erlaube ich mir, das starke Familienmuster zu unterbrechen, indem ich sie an dieser Stelle verabschiede und bis zum Ende nicht wieder auftauchen lasse. Die Wundergeschichte würde nämlich gar keinen Sinn machen, wenn die Mutter die Hauptperson bliebe. Gerade ihre Abwesenheit hat ja das Wunder erst möglich gemacht oder war die Bedingung dafür, dass das Wunder geschehen konnte.

In der Geschichte, die nun als Männergeschichte weitergeht, erhält der Patient die ersten Chemotherapie-Infusionen ambulant, danach beginnt die Hochdosis-Therapie, während der er über acht Wochen hospitalisiert ist. Der junge Mann verliert die Haare, verliert Gewicht, aber nicht seine mentale Stärke. Dann fangen die Infektionen an.

Er bekommt Fieber, Schüttelfrost, Pilz, wunde Schleimhäute im ganzen Körper, es gibt so viele Schleimhäute im Körperinneren, die Speiseröhre, die Magenwand, der ganze Darm. Er bekommt Antibiotika, die irgendwann nicht mehr wirken. Die Infekte übernehmen die Kontrolle über den Körper. Er erbricht jeden Schluck und jeden Bissen, er wird künstlich ernährt und verfällt von Tag zu Tag. Täglich ist die Onkologin bei ihm auf Station, ihre Sorge um den Patienten nimmt täglich zu. Er kann sich nicht mehr auf den Beinen halten, der Körper ist am Ende, die Widerstandskraft ist aufgebraucht. Die Sorge verdichtet sich, dass er sterben wird. Als die Onkologin uns sagt, dass sie Tag und Nacht mit dem Sterben des jungen Mannes rechnet, da haben wir alle, die ihn kennen und irgendwie mit ihm zu tun haben, ein denkbar schlechtes Gefühl. Jeder, der professionell in der Onkologie arbeitet, hat immer wieder einmal solche persönlichen Reaktionen bei bestimmten Patienten oder Patientinnen. Und dann geht alles irgendwie weiter an einem solchen Tag, und die Nacht geht vorüber, und am nächsten Tag geht man wieder auf die Station und in das Zimmer, in dem der Patient liegt, auch wenn man, so wie die Dinge stehen, weiß, dass man als Psychoonkologin ziemlich überflüssig ist, weil der Patient kaum noch sprechen kann, er ist viel zu weiß im Gesicht und nur noch Haut und Knochen, und sein Atem geht ziemlich schwer. Die Onkologin steht am Bett und zwei Personen von der Pflege, und alles ist zugleich hektisch und irreal.

An diesem oder allerspätestens am nächsten Tag besucht der Vater zum ersten Mal seinen Sohn allein. Es hat sich nie so ergeben in der Zeit davor, und ich weiß nicht, warum es sich dieses eine Mal so ergeben hat, aber es ist enorm wichtig für das folgende Wunder, dass es dieses eine Mal so gewesen ist. Es geschah zu der Zeit, als die Dunkelheit bereits hereindämmerte und niemand sonst im Zimmer war als er und sein Sohn. Da trat der Vater nah ans Bett, weil er sah, dass sein Sohn ihm etwas sagen wollte, was er aber nur noch flüstern konnte, weil er Fieber und Schüttelfrost hatte und vollkommen kraftlos war. Der Sohn lag als überhitztes und zitterndes Bündel Mensch vor seinem Vater und flüsterte ihm zu, dass er keine Kraft mehr habe zum Weiterleben, dass er nicht länger stark sein könne, dass er sterben wolle. Das flüsterte der Sohn dem Vater mit seinem schwachen Lebenshauch zu.

Bis zu diesem Moment hat der Vater die ständige Verschlechterung im Befinden des Sohnes als eine ungeheuer tiefe und gewaltig große Krise, aber letztlich als eine Krise angesehen, die hundertprozentig vorübergehen wird. Der Vater in seiner Art kann ja grundsätzlich gar nichts anderes denken und fühlen, als dass alle Dinge auf der guten und starken Seite des Lebens lösbar sind. Das ist sein Denk- und Fühlmuster und wahrscheinlich auch seine Konstitution. Als sein Sohn, der seit 22 Jahren von derselben Art und Konstitution ist wie er, ihm zuflüstert, dass er aufgebe und sich zum Sterben bereitmache, da ist das, was früher zwischen ihnen auf Schulterhöhe gewesen ist, plötzlich auf Messers Schneide.

Was, wie soll der Vater seinem Sohn antworten? Das von der mentalen Stärke und der Lösbarkeit aller Dinge kann er nicht bringen, das passt jetzt nicht mehr. Das ganze Vater-Sohn-Muster passt nicht mehr, und da fühlt der Vater sicher eine unangenehme Hilflosigkeit. Er könnte die Hilflosigkeit bemänteln und irgendetwas sagen, was nett ist, aber nicht präzis. Er könnte zum Beispiel sagen: Du musst nicht sprechen, das strengt dich zu sehr an. Oder: Du brauchst Ruhe, versuch etwas zu schlafen. Oder: Mach dir keine solchen Gedanken, es wird alles gut werden.

Das Wunder, das mit dem alleinigen Besuch des Vaters bei seinem Sohn begonnen hat, nimmt seinen weiteren Verlauf, indem der Vater all das nicht sagt. Dass er seinen Sohn ausnahmsweise allein besucht, das könnte man ja noch als Zufall abtun. Aber dass der Vater, der ein komplettes männliches Aktivitätsmuster vom Kopf bis in die Schultern und hinein in die Arme und Beine bis in die Hände und Füße hat, dass der Vater jetzt nicht begütigend und besänftigend in Richtung seines Sohnes spricht und ihm nicht sagt, was er tun oder lassen soll und auf diese Weise nicht irgendwie die Führung behält, das ist hundertprozentig ein Wunder.

Die menschlichen und zwischenmenschlichen Wunder geschehen, wenn man aus Mustern heraustritt und riskiert, das zu spüren, was jetzt gerade ist. Dann spürt man zum Beispiel, dass man jemandem, der krebssterbenskrank ist, nicht sagen muss, was er tun soll: schweigen oder sich ausruhen oder glauben, dass alles gut wird. Jemand, der an diesem Punkt des Lebens ist, weiß wahrscheinlich selbst viel besser Bescheid und hat fast alles vom Leben verstanden, zum Beispiel, dass am Anfang und am Ende nichts als Schwäche ist, und was dazwischen war, das war ein Zwischenspiel. Was das Leben ist, das versteht man wahrscheinlich überhaupt erst so richtig in den müdesten, traurigsten und verlassensten Momenten des Lebens.

Auch der Vater versteht auf einmal, was das Leben sein kann: ein ungeheurer Schmerz und eine komplette Ohnmacht. Demütig beugt er sich hinab in seine präzisen Gefühle, und seine Seele erinnert sich an Tränen. Der Sohn sieht seinen Vater zum ersten Mal im Leben weinen. Das ist ein Wunder im allerletzten Moment, ein Matchball, der über Leben und Sterben entscheidet. Mit seinen Tränen holt der Vater den Sohn ins Leben zurück.

Nach dem, was da im Krankenzimmer geschehen ist, geht es mit dem Sohn aufwärts. Es ist ein sehr langer Weg, bis er wieder zu Kräften kommt, aber Tag für Tag, Schritt für Schritt arbeitet der Körper sich nach diesem Ereignis in die Gesundheit zurück.

Der Sohn hat später zu mir gesagt, dass damals, als sein Vater um ihn weinte, ein Wunder geschehen sei, ja, er glaube, hat er wiederholt, dass damals etwas letztlich Unerklärliches in seinem Körper passiert sei. Eine Ansicht, die doch eigentlich ungewöhnlich ist für einen Informatiker.

Leben Sie wohl

Frau K. war schroff wie eine Asphaltstraße, auf die man in steilem Tempo vom Fahrrad stürzt. So lernte ich sie kennen. Sie war von einer Schroffheit, die ich einer Bittstellerin um Psychotherapie gar nicht zugetraut hätte.

Als ich in der Tür des Wartezimmers stehe und zum ersten Mal sage: Frau K. bitte, da springt eine auf, steht klein und groß zugleich vor mir und streckt mir ihre Rechte exakt so hin, dass bei der Begrüßung der größtmögliche Abstand gewahrt bleibt. Ein schroffer Arm ohne die kleinste Freundlichkeitsbeuge. Vor allem Weiteren ist abgemacht, dass Lächeln zwecklos ist. Ich bitte sie in mein Sprechzimmer, wo Frau K. ihren Sessel, der weichwinklig zu meinem steht, in Stellung bringt.

Ich liebe Beziehungsanfänge, diese Sekunden, in denen Optisches zu Begegnung wird. Jeder Mensch sieht nach etwas aus, das beim allerersten Mal so mitteilsam ist wie eine ganze Anamnese. Aber alles, was Frau K. war und hatte, gehörte so ausschließlich ihr, dass ich mich fast nicht getraute, tiefere Eindrücke über sie zu sammeln, außer natürlich jenem, dass sie auf eine nicht verhandelbare Weise unnahbar war.

Beherzt fragte ich, was ich für sie tun könne. Sie informierte mich über ihre Krankheit: Darmkrebs, Lebermetastase, seit zwei Wochen Chemotherapie, danach Bestrahlung. Die Bewerberin um Psychotherapie sagte: Ich habe mich entschlossen, Ihre Hilfe in Anspruch zu nehmen, wobei sie zweifellos nicht mich, sondern die Dienstleistung meinte, die zufällig ich verkörperte.

Ich wartete ab, was sie weiterhin meiner Kenntnisnahme zur Verfügung stellen würde.

Das Geschwätz der Leute. Die Leute sind schamlos neugierig und gnadenlos mitleidig. Ich war irritiert. Frau K. fokussierte einen Aspekt der menschlichen Natur, der sich mir bisher nicht in dieser Schärfe aufgedrängt hatte. Ich kannte sie noch kaum, und schon war ich aufgerufen, mich einer grundsätzlichen Aussage über die Menschheit anzuschließen, was mich sowohl auf der kognitiven Ebene (sind die Leute wirklich so?) als auch auf der kommunikativen (Widerspruch war ausgeschlossen) überforderte. Aber natürlich begriff ich auf einer dritten Ebene, worum es ging. Dass Frau K. an Krebs erkrankt war, brachte sie in eine zunehmend angespannte Position gegenüber anderen, die beim Fortschreiten der Krankheit sehen oder erfahren würden, dass das Schicksal Frau K. eine empfindliche Verletzung ihrer Autonomie zugemutet hatte, dass zumindest der Körper von Frau K. angreifbar geworden war, und was im Körper geschieht, geschieht mit Verzögerung auch in der Psyche. Frau K. würde schwächer werden und schließlich am Punkt der absoluten Schwäche im Sterben liegen – vor all jenen, die bald darauf in aufrechter, lebendiger, sich selbst erfüllender Anteilnahme zu ihrer Beerdigung kommen würden. Ganz Unrecht hatte sie ja nicht, dass andere fremdes Leid nicht nur fühlen, sondern sich auch damit füllen. Erschütterungs- und Anteilnahmebereitschaft, aber durchaus auch eine Faszination für die Lebenskatastrophen anderer Menschen versammeln sich regelmäßig um deren Leiderfahrungen, und bei Krebs springt der Beileidsfunke besonders leicht über. Ich glaube, sie hatte recht, dass die Gesichter der Menschen, die sich ihr zuneigen oder sich über sie beugen wollten, voller vorauszusehender Gefühle sein würden. Frau K. wollte jedoch keinem Menschen irgendeinen Anlass zum geringsten Gefühl bieten. Sie stellte beizeiten eine Liste derjenigen Personen zusammen, die ausdrücklich keine Todesanzeige erhalten durften.

Der emotionale Platzverweis galt selbstverständlich auch für mich. Sie war entschlossen, niemandem, auch mir nicht zu vertrauen. Die Leute, das Geschwätz, die Psychologin, die ihr an die Seele wollte. Ich nickte. Ich konnte ihre Bedingungen akzeptieren. Kein Gefühlswucher, sondern kontrollierte, gestaltete Beziehung auf der Basis eines durchgestreckten Arms. Nachdem ich bis hierher offenbar keine gröberen Fehler gemacht hatte, sah ich mich von den kühlen Augen nicht mehr nur abgewiesen, sondern auch geprüft, ob ich die Richtige sein könnte für sie, und ich wusste auf Anhieb, dass mir viel daran lag, dass es so sei.

Der Erstkontakt ist eine Testsituation. Wir TherapeutInnen werden getestet von den Menschen, die neu zu uns kommen und herausfinden wollen, ob sie Wesentliches von sich in die Mitte der Begegnung mit uns legen können. Wir selbst haben ziemlich bewegliche Seelen und können bei vielen verschiedenen Menschen andocken, und für uns ist es auch weniger heikel als für die anderen, weil wir nicht im selben Maß auf sie angewiesen sind wie sie auf uns. Nur manchmal, wie bei Frau K., wird es auf einmal persönlich wichtig, dass ich die Richtige bin und auf keinen Fall verworfen werden will.

Es muss etwas mit meiner eigenen Geschichte zu tun haben, dass mich abweisende Menschen besonders anziehen. Ich verliere fast mein Herz an sie, weil ich förmlich rieche, dass sie nicht immer auf dem hohen Ross saßen, sondern dass zu einer anderen, längst vergangenen Zeit ihres Lebens jemand, dem sie nicht ausweichen konnten, sie in den Dreck trat. Ich rieche die Erniedrigung hinter dem Stolz und kann verstehen, kann immer wieder verstehen, dass die Aufrechterhaltung der Würde die unverhandelbare Antwort wurde auf etwas, worüber man nicht spricht und was man nicht mitteilt, weil es keine geeignete Sprache dafür gibt.

Frau K. merkte mit Sicherheit, dass mir viel daran lag, sie begleiten zu dürfen, und es gehörte dazu, dass sie, als ich ihr am Ende unseres Gesprächs einen Folgetermin anbot, selbst etwas zögerte, weil das bedeutete zuzugeben, dass auch sie von nun an etwas von mir wollte. Ich wartete bescheiden, um ihr zu zeigen, dass ich an keinem Gefälle, sondern ausschließlich an ihr interessiert war. Sie nahm den Termin an und sagte sehr formell: Ich akzeptiere Sie als meine Therapeutin. Es war dann natürlich ein Fehler von mir zu antworten, dass ich mich auf die Therapie mit ihr freue, aber bei Menschen wie Frau K. passieren mir solche Herzlichkeiten. Ich schätze keine Komplimente, entgegnete sie und streckte mir pfeilgerade Arm und Hand entgegen. Nach dieser Initiation konnte nichts mehr schiefgehen. Heimlich freute ich mich auf jede Sitzung mit ihr, auf den Stolz und die Unnahbarkeit und auch auf die präzisen Sprechakte.

Sie war eine ehrgeizige Formuliererin, und sie stieß in der Begegnung mit meinem Berufsstand auf eine ähnliche Ambition, denn wir gehen davon aus, dass Psychotherapie im Wesentlichen eine Redekunst ist. Jedes Erleben ist an Sprache gebunden. Um innere Vorgänge ins Bewusstsein zu heben, muss man sie, im Selbstgespräch oder als Mitteilung an andere, in Worte fassen. Nichts prägt die Erfahrung von Wirklichkeit dabei so sehr, wie die Sprache, die man zu ihrer Beschreibung wählt. Erlebtes Leid spiegelt sich nicht nur in einer leidorientierten Sprache, sondern es wird durch eine solche auch aufrechterhalten und nicht selten sogar verstärkt. Der Leidende kreist in den Grenzen seiner sprachlichen Denkmuster. Psychotherapeutische Arbeit, das klingt bestechend einfach, besteht darin, mit dem Leidenden eine Sprache zu entwickeln, in der seine Erfahrungen anders gedacht und beschrieben werden können und so ein weniger leidvolles Wirklichkeitserleben evoziert wird. Selten jedoch spreche ich mit meinen PatientInnen über diesen theoretischen Hintergrund unserer gemeinsamen Arbeit, meistens warte ich auf eine konkrete Gelegenheit, ihr sprachliches Erlebenssystem hilfreich zu infiltrieren.

Bei Frau K. gab es weit und breit keine Einstiegschance. Sie anzuregen, andere Gedanken über die Leute zu kreieren, die sie bei dieser Gelegenheit eventuell auch gleich Menschen oder Mitmenschen nennen könnte, zum Beispiel die Formulierung auszuprobieren, dass es unter den Leuten oder Menschen ganz bestimmt einzelne oder vielleicht sogar mehrere warmherzig Anteilnehmende gebe, und am Ende dieser frischen Logikkette sich, nun ganz konkret werdend, zu fragen, wer von all ihren Mitmenschen am ehesten das Prädikat warmherzig und anteilnehmend verdiene – mit solch menschenfreundlichen Denkvorschlägen wäre ich ziemlich sicher durch den Test der Erstbegegnung gefallen. Frau K. besaß offenbar kein Vokabular für Nähe, Zuneigung oder Vertrauen, sie schien so etwas nicht denken und daher auch nicht als innere Wirklichkeit erleben zu können.

Erneut war jeglicher Widerspruch ausgeschlossen, als sie mich jetzt wissen ließ, dass nur ihre Allernächsten jemals erfahren würden, dass sie an Krebs erkrankt sei, wobei ich mich staunend fragte, wer das wohl sein könnte. Natürlich, fuhr sie fort, gehöre zwangsläufig auch das Krankenhauspersonal dazu, zu welchem sie neu auch mich, die Psychoonkologin, zähle. Nach dem Vorhergehenden schien es mir nichts als logisch, dass sie den Kreis der Eingeweihten so klein wie möglich hielt. Den zahlreichen Rest nahm Frau K. als eine Horde von Neugierigen wahr, welche versuchten, über die undurchdringliche Mauer zu kommen, die sie um ihre Krankheit errichtet hatte. Die Überlegung, dass sie eventuell selbst als Gefangene innerhalb der eigenen Mauern saß, hätte sie wohl anstandslos zurückgewiesen. Nicht alles, was uns zur Wirklichkeit unserer PatientInnen in den Sinn kommt, eignet sich zur direkten Weitergabe.

Die Chemotherapie hatte ziemlich unangenehme Nebenwirkungen. Die Mundschleimhäute waren angegriffen, so sehr, dass Frau K. vorübergehend nicht arbeiten konnte. Der behandelnde Onkologe reduzierte die Dosis, sodass sie nach einer Woche wieder in ihr Büro zurückkehren konnte. Frau K. leitete ein Projekt, das keinen weiteren Aufschub vertrug. Kerzengerade stand sie mit Darmkrebs und Chemotherapie vor einem Spezialisten-Gremium und erläuterte ihr Vorhaben. Sie war eine hochkarätige Mitarbeiterin, die dem geringsten Einwand von außen mit nichts als Vollkommenheit zuvorkam. Ich kann auch das, was ich nicht kann, so definierte sie ironiefrei ihren Leistungsstandard. Ich hatte den Eindruck, dass der Patientin mit ihrer Krankheit zum ersten Mal im Leben ein schwerwiegender Fehler passiert war.

Frau K. hatte, obwohl sie keine Beschwerden verspürte, intuitiv gewusst, dass sie ihren Darm untersuchen lassen sollte. Und nach der ersten ungläubigen Verwunderung, dass da Krebs war, war sie auch schon dem Sinn des Geschehens auf der Spur. Sie sagte nicht: Warum ich?, sie sagte von Anfang an: Natürlich ich!

Ob das medizinisch korrekt war oder nicht, es war auf jeden Fall ein Sinnzusammenhang nach ihrem Geschmack. Sie hatte eine Krankheit bekommen, die mit unkontrolliertem Zellwachstum zusammenhing. Frau K. reckte, als sie das sagte, ihr Kinn in die Höhe, als ob sie in diesem Moment den Gegner mit einer gewissen Anerkennung begrüßen würde. Sie war an Kontrollverlust erkrankt. Der Feind saß im Darm und auch schon in der Leber. Ausgerechnet der Körper hatte sich auf Augenhöhe mit ihr gewagt.

Krank zu sein, das war ihr unvertraut. Ihr Körper war kein Thema und kein Problem seit zweiundfünfzig Jahren, an Kinderkrankheiten erinnerte sie sich nicht. Der Körper war der brave Soldat, der seinen Dienst tat, stets stramm das Leben transportierte, das Frau K. zu führen entschlossen war. Er war der Bruder Esel, der keinen Dank erwartete für seinen Gebrauch, obgleich er sehr geschmackvoll eingekleidet wurde. Er trug Hosenanzüge in bemerkenswerten Farben, Enzianblau und Wiesengrün, und sie standen dem kleinen Soldaten prächtig. Erst viel später in der Therapie gesellte sich noch etwas Beige-Graues zu uns, ein kleines Kindheits-Ich, das in einer Besenkammer hauste. Frau K. erwähnte es allerdings nur am Rande.

Ihre Auftritte waren zu jeder Zeit beeindruckend farbig. Gegenwärtig zog sie medizinisch und mental furchtlos in den Krieg gegen die Krankheit und feuerte Sprachsalven gegen Mensch und Krebs. Sie hatte keine bescheidenere Zukunftsvision, als mit neunzig Jahren Havanna rauchend vor ihrer Haustür zu sitzen. Es war ein starkes Bild, das nur gestört wurde durch den Krebs, den sie hatte und der sie nicht neunzig Jahre alt werden lassen würde. Ich wartete auf eine Gelegenheit, mich in ihr Wirklichkeitserleben einzuloggen, obwohl ich durchaus auch tatenlos genoss, wie sie ihre Persönlichkeit und ihren Platz auf der Welt sprachlich inszenierte. Sie war ein freistehender Obelisk, der in Richtung Himmel strebte, während ich mir selbst wie ein Zweifamilienhaus vorkam, das unfertig darauf wartete, ob Frau K. eine Hauswand mit mir zu teilen bereit war. Es kam allerdings auch vor, dass ich so ungeduldig war, den Einstieg in die Arbeit forcieren zu wollen. Als Frau K. sich zum Beispiel wieder einmal in brillanter und höchst kritischer Weise über andere Leute äußerte, fragte ich sie etwas abrupt, wie es ihr selbst eigentlich gehe, und einmal mehr drehte sie eine Pirouette, die mich sprachlos machte: Mir geht es blendend und der Krankheit auch. Sie informierte mich, dass der Tumormarker trotz Chemotherapie gestiegen sei. Es waren ebenso konfrontative wie kommunikative Vorlagen, die sie mir bot, und ich musste noch etwas zulegen, um ihnen gewachsen zu sein.

Eines Tages beschenkte Frau K. mich mit einer Gelegenheit. Sie sprach von sich als von einem *armen krebskranken Schwein*, auch Wörter wie *elend verrecken* und *sowieso abkratzen* fielen. Endlich konnte ich mich einschleusen in ihr Sprach- und Erlebensbollwerk. Natürlich sagte ich nicht, dass es mir weh tat, wie sie von sich sprach, das hätte sie kühläugig und gestreckt zurückgewiesen, sondern ich sagte, dass ihr soeben ein sprachlicher Ausrutscher unterlaufen sei. Das traf sie in ihrem Perfektionismus, sie verstand sofort, dass solche Ausdrücke in die Sprache anderer Leute passen mochten, aber nicht in ihre. Sie konnte nicht anders, als mir zuzustimmen, dass eine etwas anspruchsvollere Formulierung gefunden werden musste. Damals registrierte sie zum ersten Mal ein inneres Frieren, wobei sie umgehend klarmachte, dass sie kein Bedürfnis verspüre, gewärmt zu werden. Ihre Empfindungen waren nicht dazu da, beantwortet zu werden. Innerlich zu frieren war eine Erfahrung, die nur sie persönlich etwas anging. Die Spur führte ausnahmsweise zurück in längst vergangene Zeiten.

Frau K. war die Jüngste von vier Geschwistern, aber sie saß nicht in einer verwöhnten Nesthäkchen-Position, sondern war das Schlusslicht eines familiären Lieblosigkeitskabels. Außer dem Vater, der Polizist war und keiner von der netten Sorte, gab es kein Individuum in der Familie. Jedes einzelne Kind war jeweils das, dem irgendwann die Kleider des vorhergehenden passten. Im Gegensatz zu ihren Geschwistern fing sie an, auf saubere Hände und gute Schulnoten zu achten. *Für die anderen war es immer eine Sensation, wenn mir einmal etwas nicht gelang. Sie feierten das wie eine Dreckfontäne, die mir über die Kleider und ins Gesicht gespritzt war. Sie standen da und lachten mich aus, aber sie bekamen mich nicht klein!* Es war keine günstige Prägung, um in die Krankheit, die sie hatte, hineinzuwachsen.

Das Schwein kehrte bald darauf in einem Traum wieder, allerdings ziemlich wesensverändert. Es lag neben ihr im Bett und wollte sie beißen. Frau K. biss zurück. Der Teil, der vielleicht brauchbar gewesen wäre, das Arme am Schwein, hatte sich davongemacht. Ein aggressives Schwein, das neben einem im Bett liegt, ist keine sprachliche Sünde mehr, sondern ein origineller Trauminhalt. Ich würdigte die Szenerie, bemerkte jedoch bezüglich des Inhalts, dass es in der Realität wohl eher um ein Aushalten als um eine Keilerei ginge. Wir waren inzwischen deutlich dialogischer geworden. Frau K. verstand natürlich die Sprachofferte, mit der ich anregte, dass sich ihr Erleben je länger je mehr mit der Erfahrung des Erduldens, des Hinnehmens und letztlich des Bedauerns und Trauerns über ein unabänderliches Schicksal zu befassen habe. Sie runzelte die Stirn, dann teilte sie mir in kühnem Gedankenwurf mit: *Krebs zu haben ist bedeutend einfacher, als traurig zu sein.*

Das war es in der Tat. Nicht nur für Frau K., für viele Menschen ist es einfacher, einen versehrten Körper als eine verwundete Seele zu präsentieren. Aber Frau K. reflektierte und formulierte solche Dinge und zog mich hinein in ihre prägnante Gedankenwelt, verbunden mit der strikten Ausgrenzung aus ihrer Gefühlswelt. Sie lud großzügig zu sich nach Hause ein und machte unverblümt klar, welche Zimmer man betreten durfte und welche nicht. Ich wusste, warum mir so viel daran gelegen hatte, ihre Therapeutin zu werden. Frau K.s Grenzen waren so fest umrissen, dass ich mich gefahrlos dem Sog ihrer Persönlichkeit hingeben durfte. Heute noch kann es geschehen, dass ich in einer Menschenmenge plötzlich eine Frau sehe, deren aufrechte Gestalt, deren Profil oder Haar ihr von weitem verblüffend gleicht, und dann zieht es mich in deren Richtung und ich nähere mich so weit, bis ich erkenne, dass es eine Fremde ist. Enttäuscht wende ich mich ab, obwohl ich doch genau wusste, dass es nicht Frau K. sein konnte.

Wir hatten uns stillschweigend darauf geeinigt, so zu tun, als benutzten wir die Sprache ausschließlich für zügige Gedankentransporte und als seien wir blind dafür, dass längst eine tiefe Sympathie zwischen uns gewachsen war. Ebenso wenig wie für Demütigungen gab es für Frau K. eine geeignete Sprache für Zuneigung, und das gewiss nicht, weil sie nicht sprachmächtig genug gewesen wäre, sondern weil sie gegenüber dieser Herzenserfahrung, die sich im kollektiven Besitz sämtlicher je existierender Lebewesen befand und unter den Menschen schon milliardenfach in mehr oder weniger standardisierten Formulierungen Gestalt angenommen hatte, unüberwindliche stilistische Bedenken hegte. Wegsprungbereit saß sie auf dem Wannenrand etwaiger Gefühlsbäder, wo ich ihr in diskretem Enthusiasmus Gesellschaft leistete und jenes Stück meiner Seele an sie verlor, in welchem Empfindungen grammatikalisch, semantisch und linguistisch organisiert sind.

Ihr Haus, in das sie mich einlud, hatte viele Zimmer. Da war der Flügel mit den Familienzimmern, zu denen sie allerdings nur die Geschwistertüren öffnete. Das Elternzimmer blieb während der ganzen Therapie geschlossen. Auf der anderen Seite lag ein hoher sonniger Raum, in dem die Großmutter wohnte. Sie besaß ein großes kariertes Taschentuch. Von ihrem Zimmer führte eine enge Wendeltreppe hinunter in die Besenkammer, und manchmal spätabends, wenn niemand das beige-graue Ich sehen konnte, schlich es hinauf zur Großmutter und weinte in das große karierte Taschentuch.

Frau K. zeigte mir auch das Zimmer ihrer Ehe. Es war, das fand sogar sie selbst, nicht allzu geschmackvoll eingerichtet. In diesem Zimmer erteilte sie Anweisungen und kritisierte ihren Mann, wenn er etwas nicht ihren Wünschen gemäß ausgeführt hatte. Wenn es richtig war, lobte sie ihn. Frau K. erlaubte mir, mich bezüglich der Einrichtung des Ehezimmers ein wenig nützlich zu machen. Sie gab ihre Zustimmung zu einem Stil, in dem sie ihren Mann etwas mehr gewähren ließ und lernte, ihm zu danken, statt ihn zu loben. Meine größte Entwicklungsreserve liegt wohl in der Bescheidenheit, sagte sie zu ihrem gereckten Kinn.

Umgehend platzierten wir diese bemerkenswerte Aussage im Zimmer ihrer Selbsteinsichten, in das ich ihr immer besonders gern folgte. Das Zimmer war möbliert mit Sätzen, die ergonomisch zu Frau K.s Persönlichkeit passten.

Ich habe mein Leben lang Enttäuschungsprophylaxe betrieben – eine solche Bemerkung lag zum Beispiel passgenau in der obersten Schublade ihres Lebensantriebs. Der Tisch in der Mitte ihres Selbstwissens war angerichtet mit einer wichtigen Gästeinformation, denn Gäste waren wir alle in ihrem Leben, auch ihr Mann, und die Information lautete: Mich darf man nicht lieben. Auf den Stühlen saßen Sätze wie: Die Liebe verkleinert mich / sie raubt mir meine Identität / sie macht mich handlich / sie nimmt mir mein Bestes.

Aber nicht weit davon auf einem bestickten Fußschemel unter einem seidenen Lampenschirm, wo denn sonst, saß ein freundliches Sätzlein, das gab zu bedenken: Ich könnte immerhin ein Gespür entwickeln für das Wohlwollen, das mir entgegenkommt. Partnerschaftlich waren wir inzwischen so weit, dass ich sie darin mit Bestimmtheit unterstützen durfte.

Dann gab es noch ein Zimmer, in dem waren ausschließlich Schuhe, knallige, dezente, spitze und noch spitzere, geknöpfte, geschnürte und geschnallte, Sandaletten, Ballerinas, Pumps und Stiefeletten. Frau K. liebte Schuhe, und ab und zu freute sie sich in diesem Zimmer, in dem sie absolut krebsfrei war, ihres Lebens. In ihrem Schuhschatzzimmer, davon war sie überzeugt, würde sie uns alle überleben.

Als die Chemotherapie wegen ihres Allgemeinzustands zweimal ausgesetzt werden musste und Frau K. sehr frustriert darüber war, legte ich ihr nahe, im Haus auch ein Krankenzimmer einzurichten. Dort regelte sie jetzt als Erstes und Dringendstes ihren Umgang mit Hemmungen, denn Darmkrebs ist eine besonders körperliche Krankheit, und Frau K. hatte chronischen Durchfall. Von ihrem neuen Krankenzimmer aus konnte sie ohne Scham während der Therapiestunden zur Toilette gehen. Der Krankheitsverlauf brachte es mit sich, dass wir uns nun ab und zu im Krankenzimmer aufhielten. Der Tumor war fortschreitend, es gab zwei neue Lebermetastasen, auch eine Lungen-CT war nötig. Die zweite Chemotherapie musste zugunsten einer dritten geändert werden, bei der sie erstmals die Haare verlor. In aller Behutsamkeit regte ich an, nach langer Zeit wieder einmal Gebrauch vom Taschentuch der Großmutter zu machen. Heimlich oder höchstens in meinem Beisein nässte Frau K. es mit Tränen der Kränkung und Verzagtheit, bevor sie ihre höchsten und spitzesten Schuhe anzog und mit nacktem Kopf unter die Leute ging. Als es heiß wurde, trug sie einen ziemlich großen Sonnenhut auf der empfindlichen Kopfhaut. Sie stand zur Verfügung, wenn jemand ein Problem damit hatte. Die Leute brauchten längst nicht mehr neugierig zu sein, weil Frau K. ihnen mit den Tatsachen barhäuptig und breitkrempig entgegenkam. Nicht wenige sagten ihr, wie beeindruckt sie seien von ihrem Umgang mit der Krankheit. Frau K. berichtete mir weder davon, dass sie das Kompliment zurückgewiesen, noch dass es sie gefreut habe.

Es gab ein weiteres Zimmer im Haus, welches hinter dem Krankenzimmer lag. Dort war eine Frau einquartiert, auf deren Dienste Frau K. zu einem noch unbestimmten Zeitpunkt zählte. Die Abhängigkeit von anderen Menschen wie von körpereigenen Zumutungen war sie nur bis zu einer selbstbestimmten Grenze bereit zu ertragen. Die Frau von der Sterbehilfeorganisation wartete ruhig und respektvoll. Gleichermaßen nahm ich die Mitteilung entgegen. Kein anmaßender Kommentar, nur schweigende Achtung und das Wahrnehmen von Nähe, großer unausgesprochener Nähe, weil man eingeweiht und nicht ferngehalten wurde. Zuhören, wie ein anderer Mensch eine stimmige Wirklichkeit für seinen eigenen Tod erfand. Sterbehilfe. Exit. Das Schwierigste war der Zeitpunkt, zu entscheiden, wann es genug war. Nicht, solange man sagen kann: Noch nicht.

Als was stand ich ihrem unausweichlichen Sterben gegenüber? Als Berufsfrau, als Fachperson, als Sachkundige? Frau K. ersparte mir die Auseinandersetzung nicht. In ihrer üblichen Direktheit fragte sie, was ich angesichts der Ungeheuerlichkeit, dass sie sterben müsse, als Psychoonkologin zu bieten hätte. Sie forderte mich auf, mich zu erklären, was meine spezifische Funktion sei angesichts der Katastrophe, dass es keine Havanna mit neunzig geben würde, sondern ein Abtreten mit fünfundfünfzig. Sie wollte wissen, und zwar wie immer sehr genau, worin meine psychoonkologische Offerte zum jetzigen Zeitpunkt bestünde, wo sie medizinisch austherapiert und das Datum ihres Abgangs festzulegen sei. Ich hatte keine andere Wahl, als die Karten offen auf den Tisch zu legen und ihr meine leeren Hände zu zeigen. Der Tatsache ihres zu frühen Todes hatte ich nichts entgegenzuhalten. Auf der radikalen

Ebene, auf der ihre Frage angesiedelt war, existierte keine psychoonkologische Kompetenz. Es gab nicht nur keine geeignete, sondern überhaupt keine Sprache dafür, dass Frau K. sterben musste. Es verstand sich von selbst, dass sie keinerlei Transformation des Unfreiwilligen in irgendetwas anderes, zum Beispiel in Akzeptanz oder Spiritualität, suchte. Kurzfristig war ich geblendet von ihrer Konfrontation und glaubte, mich ergeben zu müssen. Dann fiel mir ihr Traum ein.

Sie suchte die Keilerei, das Gedankenduell. Ich vergaß meine leeren Hände und packte zu. Solange Frau K. ein Gegenüber hatte, mit dem es Anlass zu Biss und Gegenbiss gab, war ihre vorläufige Teilhabe am Leben gesichert. Indem sie mich offen herausforderte, zu ihrem Weggehen Stellung zu nehmen, stellte sie dezent unser Zusammenbleiben auf die Probe. Ein Zweikampf ist eine äußerst verbindliche Beziehungskonstellation. Ich musste ihr mit einer Mischung aus Ehrlichkeit und Provokation standhalten, das schätzte sie erfahrungsgemäß am meisten.

Rasch vertraute ich mich einem Kerngedanken an und blieb innerlich hellhörig, wie er sich weiterentwickeln würde. Der Gedanke hatte damit zu tun, dass es keinen tieferen Grund gab, lebendig zu bleiben, als den, dass man mit irgendetwas anderem Lebendigen (bewusst ließ ich Raum für Tiere oder die Natur) noch etwas Wesentliches zu teilen habe. Die provokative Fassung lautete, dass man andernfalls getrost seinen Abgang machen könne. Ich merkte, dass es mir gelungen war, den Faden aufzunehmen, und wusste jetzt auch, wie ich ihn psychoonkologisch weiterspinnen konnte. Mein Beruf, sagte ich, bestünde darin, mit Menschen in sprachliche Beziehungen zu treten, die so lange anhielten, wie es etwas Wesentliches mitzuteilen gebe. Danach würden die Beziehungen sterben, jedenfalls in dem Sinn, dass sie auf einem gegenseitigen Austausch beruht hatten.

Ganz grundsätzlich sagte ich, sei das Verstummen die letzte wesentliche Mitteilung, die ein Mensch einem anderen hinterlasse, der Tod schließlich ein Verstummen sich selbst gegenüber, wobei, wie mir spontan einfiel, auch das Umgekehrte gelte: Wenn ein Mensch sich selbst gegenüber verstumme, dann sei das im Grunde, als ob er sich selbst bereits weggestorben sei. Frau K. merkte bestimmt, dass meine Rede das Absolute und sprachlos Machende ihres Sterbenmüssens, was unseren Zusammenhalt bedrohte, in einen beweglicheren Zusammenhang zu stellen versuchte.

Ihr Tod, fuhr ich fort, wäre für mich nichts anderes als ein katastrophaler Abbruch unserer Gespräche, und sie könne die Sprache, die wir beide für unsere lebendige und einmalige Beziehung als die einzig richtige gefunden hätten, gleich mit auf den Friedhof nehmen, ich könne sie nämlich für niemand anderen gebrauchen.

Da lächelte sie endlich, und ich jubilierte innerlich, dass ich den Ton getroffen hatte, der sie noch eine kleine Weile in der Beziehung zu mir und am Leben hielt. Es war noch nicht Zeit zu sterben, aber die Spanne wurde sichtbar kürzer.

Frau K. kam so lange in Therapie, solange sie etwas zu sagen hatte und hören wollte, was ich entgegnen würde. Sie gehörte nicht zu denen, die immer leiser und stiller wurden und auch dann noch kamen, wenn sie nichts anderes mehr wollten, als im Ruhesessel zu liegen und die Augen zu schließen, wenn das Wirklichkeitserleben ebenso lose wie mitteilsarm wurde. Frau K. kam, weil sie sprechen wollte, und als es nichts mehr zu sprechen gab, wusste sie auf den Tag genau, dass es jetzt genug war.

Bei unserer letzten Begegnung war nicht nur ihr Rücken leicht gebeugt, sondern auch ihr Arm. Verschiedene Stimmungen, die sie ohne weiteres hätte formulieren können, zogen über ihr Gesicht. Dann sagte sie zum ersten Mal nicht Auf Wiedersehen zu mir, sondern *Leben Sie wohl.* Bis zum Schluss war sie sehr präzis in ihren Formulierungen, und sie wusste, dass ich es trotz allem, was schweinemäßig traurig war, mit leiser Freude registrieren würde.

Liebe

Einmal war ich dabei bis zuletzt, bis zu ihrem Todestag. Ich hielt ihre Hand, das erste Mal lange. Sie lag in meiner, während sie hin und wieder noch die Augen öffnete und mich ansah, ich hielt ihre Hand, als ihr Atem schnell ging und die Augen sich nicht mehr öffneten.

Mehr als ein Jahr hatte ich mit ihr gearbeitet, und im Lauf dieser Zeit war es zu dem Versprechen gekommen, dass ich bei ihr wäre, wenn sie sterben würde. Sie wusste, dass der Zufall mithelfen musste, damit es gelang. Ich wohne nicht in derselben Stadt, in der das Krankenhaus liegt, in dem ich arbeite und in dem sie zum Schluss hospitalisiert sein würde. Nachts zum Beispiel würde ich nicht kommen, und sie erwartete auch nicht, dass ich am Wochenende anreiste. Sie war ohnehin überzeugt, dass ihr Sterben sich nach meinen Arbeitszeiten richten würde.

An ihrem Todestag machte ich ihr, wie schon die Woche zuvor, gegen Abend einen stationären Besuch. Als ich das Krankenzimmer betrat, sah ich, dass sie heute sterben würde. Ihr Gesicht war so klein, die Zähne so groß wie noch nie. Das dunkle Haar lag wirr auf dem Kissen. Ihr Körper machte eine schwere Arbeit. Ich nahm ihre heiße, schlaffe Hand in meine, sie nahm es noch wahr und lächelte selig. So wie sie in allen Therapiestunden selig gewesen war, mich ansehen und meine Stimme hören zu können.

Ich weiß nicht, wann es anfing mit ihrer Liebe, vermutlich geschah es schon in den ersten Therapiestunden. Dass jemand einem gefällt, das geht ja meist wie ein Lauffeuer von den Augen ins Gemüt. Ich selbst war in diesen ersten Sitzungen damit beschäftigt, den Zugang zu einem noch unbekannten Leben zu gewinnen, interessiert hörte ich zu und nahm unbefangen auf. Durch die Art, wie sie an ihrer gegenwärtigen Liebesbeziehung litt, lernte ich ihre Wesensart kennen und erfuhr nebenbei, dass sie schon immer in Frauenbeziehungen lebte. Bald hatte ich einen Eindruck davon, wie hochsensibel und wenig wehrfähig sie war, eine Meisterin der Einfühlung, eine Dilettantin der Abgrenzung.

Solche PatientInnen sind, auch wenn wir ihnen mehr vom einen und weniger vom anderen wünschen, sehr angenehm für uns, denn sie gehen auch mit ihren TherapeutInnen einfühlsam und achtsam um. Die Beziehungen, die wir mit ihnen erleben, sind intimitätskundig und näheorientiert, es entspricht einfach ihrer Natur, sich auf diese Weise mit anderen Menschen einzulassen. Vielleicht ist es etwas zu verallgemeinernd, aber ich glaube, solche PatientInnen sind mit ein Grund, warum wir unseren Beruf auch nach Jahrzehnten noch lieben. Wir lieben die Art von Gesprächen, die mit ihnen möglich sind, und natürlich unterstützen wir gerade sie besonders gern, etwas egoistischer zu werden, und freuen uns mit ihnen über jeden kleinen Erfolg. Als ich sie kennenlernte, hatte ich auf Anhieb den Eindruck, wieder einmal eine Idealpatientin gewonnen zu haben. Ihre Krebserkrankung bewegte sich in einem Rahmen, der ihr zwar leider Schmerzen bereitete, der aber keineswegs akut lebensbedrohlich war. Es würde eine gute und lohnende Therapie werden, dachte ich, und kann auch heute nichts anderes sagen, als dass es das wurde.

Sie thematisierte am Anfang nur kurz, später ausführlicher, dass sie als Kind sexuell und seelisch misshandelt worden war, später verstand ich bis in die feinsten Ausläufer ihres Erlebens, dass die Welt ihr von Beginn an ein fremder Ort war. Menschenansammlungen versetzten sie in Atemnot. Auch ihr symbiotisches Liebesbedürfnis verstand ich je länger je besser: Sie sehnte sich danach, einem einzigen Menschen anzugehören, an dem sie keinen Schaden litt und den sie mit Hingabe lieben durfte.

Mich von ihr lieben zu lassen, war nichts, wozu ich therapeutisch verpflichtet war, auch wenn es ihre Lebensqualität mächtig verbesserte, von solchen Gefühlen erfüllt zu sein. Als Psychotherapeutin ist es mein beruflicher Auftrag und oft auch mein eigener Herzenswunsch, dass es der Person, mit der ich arbeite, gutgehen soll. Wenn sie sogar glücklich werden kann, dann bin ich beschenkt, das teilen zu dürfen. Kompliziert wird es, wenn ich selbst zum Anlass und Inhalt des großen Glücks werde. Sie wusste und vergaß nie, dass es ein Geschenk von mir war, mich ihrer Liebe zur Verfügung zu stellen und ihr diese Seligkeit bis in den Tod zu ermöglichen. Dadurch, dass sie es wusste und dankbar dafür war, konnte ich ihr gewogen bleiben und war selbst froh darum, das dünngläserne Wesen in seiner Liebeskraft nicht zurückweisen zu müssen. Auch dass ihre Sprache jederzeit fein und sorgsam blieb, dass sie mir, auch als sie Zärtliches aussprach, nichts Peinliches zumutete, machte es mir gewiss nicht schwerer, als es den Umständen entsprechend war. Das alles war so behutsam und bescheiden, dass es mir fast problemlos gelang, die subtile Erstarrung zu akzeptieren, in die ich in den Sitzungen mit ihr geriet, wenn sie in vorsichtigen Worten oder Blicken über ihre Liebe sprach. Ich gewöhnte mich ja auch daran, dass es so war.

In der Therapie zeigte es sich von Anfang an, dass sie begabt und geübt war, mit Imaginationen zu arbeiten. Als eines der ersten Bilder, die sie zur körperlichen Schmerzbewältigung einsetzte, erinnere ich eine riesige Wanne voll göttlicher Weisheit, in die sie ihren Topf an Schmerzen hineinstellte und diesen mit Löchern versah, damit die Schmerzen entweichen konnten. Sie konnte so intensiv imaginieren, dass alles Weh tatsächlich im göttlichen Fluidum wölkchenweise verdampfte.

Zu Beginn der Therapie hatten die Bilder ausschließlich mit ihrer Krankheit zu tun. Wegen der Ungewissheit des weiteren Verlaufs fühlte sie sich wie in einem schwankenden Boot, das plötzlich kentern und volllaufen konnte mit schlimmen Befürchtungen. Wir bauten im Nu einen Bootssteg, an dem sie jederzeit anlegen konnte, und zusätzlich flog ihr noch eine Stange zu, mit der sie das Boot aktiv lenken und allem Unangenehmen Gegensteuer geben konnte. Sie musste die Bilder nicht suchen, sie liefen ihr zu wie kleine Hunde. Wahrscheinlich war es von Anfang an wichtig, dass wir den Bootssteg und vieles andere gemeinsam entdeckten, auch wenn ich das Leuchten in ihren Augen allein den glücklichen Funden zuschrieb, die sie gemacht hatte.

Natürlich merkte ich irgendwann, was bei ihr passiert war. Ich sah es an ihrem glitzernden Blick ebenso wie an ihrer Scheu und manchmal auch Scham, mit der sie mich anblickte und rasch wieder wegschaute. Es irritierte mich. Es ist für niemanden behaglich, geliebt zu werden, wenn man selbst nicht liebt. Für mich ist es besonders heikel.

Nicht nur Patientinnen haben eine spezifische Persönlichkeit, auch Therapeutinnen. In deren Persönlichkeit sind ebenso Stärken und Schwächen, Talente und Gefährdungen vereint, und manchmal ist es nicht leicht zu beurteilen, ob etwas eher ein Talent oder eine Gefährdung ist. Mein Problemtalent möchte ich andeutungsweise so umschreiben, dass ich ebenso begabt wie gefährdet bin, mich anderen Menschen als Sinnspenderin zur Verfügung zu stellen, wenn der Sinn ihres eigenen Lebens in Gefahr ist. Ich verfüge über die zwiespältige Fähigkeit, zu einer wesentlichen Beziehung für Menschen in existenzieller Bedrängnis zu werden. Innerhalb gewisser Grenzen ist das normales therapeutisches Handwerk, aber wo genau verläuft die Grenze? Als ich bemerkte, auf welche Weise die Seele meiner Patientin an mir heilen wollte, war ich alarmiert, weil ich weiß, dass ich dazu neige, nicht nur mein berufliches Können, sondern meine Person zur Verfügung zu stellen, damit ein anderer Mensch nicht verzweifelt. Die Todesnähe des anderen verschärft mein Erbarmen und erhöht meine Bereitschaft, Sinnspenderin zu werden. Es ist psychoonkologische Arbeit und reicht doch weit über eine Dienstleistung hinaus.

Gesund und stabil in einer Therapie ist die elterliche oder freundschaftliche Beziehungsebene. Ich betreue meine PatientInnen mütterlich, wenn sie Nachholbedarf in ihrer seelischen Entwicklung haben, begleite sie freundschaftlich, wenn es um das Teilen von Schicksal geht. Erotisch betreue ich sie nicht. Ich will nicht wissen, ob ich jemandem gefalle. Oder besser: Ich will erotische Gefühle eines anderen nicht einfach in Empfang nehmen, sie verbleiben in seiner, des Senders Zuständigkeit. Nur manchmal, und das ist psychoonkologischer Stoff, lasse ich es zu, dass jemand solche Gefühle zur Sprache bringt, und halte still. Zum Beispiel, wenn ein unheilbar kranker Mensch von einem letzten Liebeserleben erfüllt wird. Es ist die größtmögliche Alternative zum Warten auf den Tod. Die Liebe beweist dem, der sie fühlt, dass er nicht nur am Leben, sondern lebendig ist. Wenn ich einer Krebspatientin an einer Wegkreuzung begegne, an der es für sie entweder bergab geht in zunehmende Angst und Einsamkeit oder bergauf zu einem letzten himmlischen Erleben, dann reiche ich ihr die Hand, auch wenn es meine persönliche ist. Der zeitlich begrenzte Kontext hilft mir dabei.

Das Wachsen ihrer Liebe wurde natürlich begünstigt durch das Setting, in dem wir arbeiteten. Psychotherapie ist allgemein ein Nährboden für Menschen, die umfassende seelische Passgenauigkeit suchen. Wenn das therapeutische Gegenüber in seinem Aussehen oder seiner Ausstrahlung dem Hilfesuchenden auch noch gefällt, wird es leicht zu einem idealen Liebesobjekt. Man kann sein Gefallen an ihm zulassen, ohne Abweisung zu befürchten, jede Begegnung mit ihm ist so persönlich, interessant und kränkungsfrei, dass man es durchaus als Traumbesetzung für seine tiefsten Beziehungswünsche erleben kann. Wenn die Gesprächszeit von maximal sechzig Minuten zu Ende ist und das therapeutische Liebesobjekt einem die Hand gibt – die einzige körperliche Berührung, die stattfindet –, dann ist auch das keine Zurückweisung, sondern nur Ausdruck einer äußeren Regel, der Regel des therapeutischen Settings. Ich nehme an, sie wusste das, sie arbeitete ja selbst in einem helfenden Beruf.

Dass ihr Sehnsuchtsboot dennoch immer ungezwungener Kurs auf meine Person hielt und sich schon bald mit einem für Zeit und Ewigkeit gemachten Seil bei mir vertäute, hatte wohl auch damit zu tun, dass wir sehr oft mit Visualisierungen und Körperwahrnehmungen arbeiteten. Sie durfte alles zulassen, was von selbst geschah, und dieser Prozess setzte sich nach unseren Sitzungen fort. Es war ein Intimitätssprung in der Therapie, als sie mich eines Tages scheu und zugleich vertrauensvoll, wie es die allerersten Liebessätze kennzeichnet, fragte: Darf ich auch in meinem Alltag an Sie denken? Dass Sie bei mir sind in meiner Wohnung? Dass ich das Seil zwischen uns spüre beim Einschlafen und beim Aufwachen?

Ich registrierte den Intimitätssprung und sagte, als ob es lediglich etwas Therapieimmanentes und Erwünschtes gewesen wäre: Ja, natürlich dürfen Sie das.

Es stimmte doch, wir begrüßen, wenn unsere PatientInnen uns als hilfreiche Personen verinnerlichen und davon auch außerhalb der Sitzungen zehren. Aber natürlich schwang bei ihr etwas ganz anderes mit, nicht die Verinnerlichung, sondern die Setzung eines Gegenübers, welches sie fragte, ob sie sich nicht nur während des unmittelbaren Kontaktes, sondern sooft sie wollte nach ihm sehnen dürfe. Warum fragte sie das und tat es nicht einfach?

Ich glaube, weil jede Liebe sich zur Sprache bringen will und, indem sie sich mitteilt, ihre Fühler ausstreckt für den Fall, den Glücksfall einer potenziellen Gegenseitigkeit. In einem nicht einsehbaren Winkel ihres Herzens wird vielleicht auch bei ihr solch ein zarter Hoffnungsfaden geglüht haben, ohne dass sie aber je die von mir in Wort und Haltung markierte Grenze versucht hätte hinauszuschieben. Sie wusste, dass ich bereit war, ihre Liebe entgegenzunehmen, aber nicht, sie zu beantworten.

Und dennoch, das sagte mir mein therapeutisches Gewissen, gab es meinerseits einen unaufrichtigen Moment in dieser Sitzung, als ich so tat, als sei ihre Frage, ob sie auch beim Einschlafen und beim Aufwachen an mich denken dürfe, ganz therapieüblich und nicht gerade jenseits der Grenze des Üblichen gewesen, als ich so tat, als könne ich ihre Frage mit einem unbedenklichen Ja beantworten, obwohl ich doch bedenklich irritiert war.

Ich hatte gegenüber ihrer unerwarteten Sehnsuchtserklärung reflexhaft, das heißt entsprechend meiner Persönlichkeit, reagiert. Während die Liebe sich instinktiv ihren Weg suchen darf, ist die Zurückweisung von Liebe, jedenfalls für mich, eine Contre-cœur-Leistung, die verlangt, einen anderen gerade dann schmerzhaft zu enttäuschen, wenn er sich in vertrauensvoller und verletzlicher Offenheit nähert. Mein persönlicher Reflex wurde verstärkt durch meinen beruflichen, aus dem heraus ich mich habituell mit dem Erleben des anderen verbinde und mein eigenes zurückstelle, was nicht nur eine klassische Therapiehaltung ist, sondern auch eine, die im Normalfall kein Risiko birgt. Erst später erkannte ich die Kollision und prüfte in Ruhe, was nun entweder gelten sollte oder aber zu korrigieren wäre. Mein persönliches Opfer beschäftigte mich, auch therapeutische Skrupel stellten sich ein.

Ich wusste, dass meine Zustimmung einen gewissen Verzicht auf meine eigene Psychohygiene bedeutete, ein winziges, nur für mich wahrnehmbares Zusammenziehen meiner Seelenoberfläche. Entfernt erinnerte es mich an das Aushalten der Verleugnung, die wir immer wieder mit PatientInnen in Bezug auf den tatsächlichen Ausgang ihrer Krankheit teilen, obwohl wir innerlich an einem anderen Ort der Wahrheit sind. Aber aushalten ist etwas anderes als hinhalten. Das persönliche Opfer steht in keinem Arbeitsvertrag. Ich musste im Gegenteil sogar befürchten, dass das therapeutische Setting zu schillern beginnen, die Beziehungsebene komplizierter werden würde, unter Umständen ging ich sogar ein ethisches Risiko ein. Sie aber wäre gerettet vor dem Faustschlag der Zeit. Ich entschied mich für sie. Selten empfand ich den Unterschied zwischen Psychoonkologie und Psychotherapie gravierender. KrebspatientInnen legen manchmal andere Formen der Mitmenschlichkeit nahe, als es unseren Ausbildungen entspricht. Vorübergehende subtile Selbstopfer sind nicht tabu, nur heikel.

Sie fragte: Bin ich eine Zumutung für Sie?

Nein, das konnte ich vorbehaltlos sagen, nein, sie war keine Zumutung für mich. Durch ihre Persönlichkeit bot sie Gewähr, dass sie mich nie derb oder selbstsüchtig nutzen würde, denn ihre größte Sorge war, dass es mir gutging mit ihr. Weil sie so sehr bedacht war, dass ich mich nicht unwohl fühlte in ihrer Liebe, konnte ich sie zulassen, auch wenn ich mich nie darin niederließ. Mein Registrieren und Reflektieren stand immer, auch für sie spürbar, zwischen uns. Während sie mich spontan liebte, erwies ich ihr einen bewussten Liebesdienst. Für sie durfte die absterbende Zeit in einem künstlich erstellten Raum noch eine letzte märchenhafte Blüte hervorbringen, während ich selbst das berührende Erblühen artistisch begleitete.

Nachdem der Sprung gemacht war, änderte sich etwas in der Therapie. Ich gehörte jetzt ganz selbstverständlich zu ihr, mein Leben gehörte zu ihrem. Als ich ihr eine Ferienreise auf einen anderen Kontinent ankündigte, fragte sie mich, ob sie mich als Schutzengel begleiten dürfe. Ich sagte ja, es war Teil unserer neuen Bedingungen. In der letzten Sitzung vor meiner Abreise glühten ihre Augen vor Aufregung über die wichtige Aufgabe, die sie übernommen hatte. Sie versicherte mir inständig und beschwörend, dass sie jeden Tag auf mich aufpassen würde, damit mir kein Unglück zustoße. Angesichts ihrer Passion fragte ich mich tatsächlich einen Moment lang, ob so etwas möglich sei.

Nach meiner Rückkehr gebrauchte sie den fernen Kontinent als Bild für ihr eigenes Leben. Es gab Menschen, die lebten auf demselben Kontinent wie sie, und andere, die das nicht taten. Ihre Eltern waren beide von einem anderen Kontinent. Auch ihre Lebenspartnerin, von der sie sich kürzlich getrennt hatte, weil sie nicht mehr streiten, nicht einmal mehr diskutieren wollte, weil sie keine Auseinandersetzungen und keine Aussprachen mehr ertrug. Es war eine Frage der Kraft, welche der Tumor und die Schmerzen ihr zunehmend raubten, aber auch eine späte Entscheidung für ihren eigenen Kontinent, auf dem erinnert und erzählt, gelächelt und geweint wurde, wo nur sanft- und wehmütige Wesen lebten, die sich sehnten nach verschmelzender Nähe, weil sie vor langer Zeit allzu früh davon entwöhnt worden waren. Ich hatte mich längst daran gewöhnt, dass sie in jeder Sitzung einen sanften Menschen aus mir machte, oder vielmehr die Sanftmut, die in guten Stunden auch mein Bestes ist, zuverlässig in mir zutage förderte. Ich fühlte mich inzwischen wohl auf ihrem Kontinent, auf dem es nichts gab, was mich bedrängte. Alle unsere Gespräche waren unterlegt mit dem Wissen, dass ich ihrer Liebe nie etwas anderes als ein therapeutisches Gegenüber sein würde. Sie nannte es nicht so, sie nannte mich immer und immer wieder einen Engel, einen therapeutischen Engel. Es war nicht ganz falsch. Wenn in all meinem lebenslänglichen Tun und Wirken irgendeine bescheidene Engelsqualität zu entdecken ist, dann im Umgang mit ihr. Im Abendschein ihres Lebens fluoreszierte ich zu einem engelhaften Wesen, das einzig für einen anderen Menschen auf die Welt gekommen war, um dessen letzte Lebenszeit und sein Sterben zu vergolden. Ihr Gesicht wurde langsam durchscheinender, der Körper mehr und mehr ein Gefäß für Schmerz. Sie erzählte von der großen Sehnsucht, die sie in meiner Abwesenheit nach mir gehabt habe.

Dann machte sie sich auf zu dem schwierigsten Wegstück in der Therapie, wobei dies bei ihrem bildhaften Denken ganz wörtlich zu verstehen war: Wir befanden uns seit längerem auf einem Spaziergang, manchmal auch auf einer Wanderung, und während wir nebeneinander hergingen, zeigte sie mir jeweils, was rechts und links des Weges an Erinnerungen aufzuheben war, manchmal nahm sie auch ihren Rucksack ab und entledigte sich eines schweren Gegenstandes, welchen sie nicht weiter mit sich tragen wollte. Natürlich sah sie zwischendurch immer wieder glücklich zu mir auf und fragte mich in seligem Vorauswissen, ob auch ich das Seil spüre, welches uns auf Schritt und Tritt verbinde. Ich spürte es nicht genauso wie sie, ich spürte, wie das Seil auf Schritt und Tritt in ihr vibrierte, aber der Engel in mir wollte nichts anderes, als dass sie selig sei, er lächelte zustimmend. Auf unserer Wanderung waren wir zu einer Waldlichtung gekommen, als sie plötzlich die Hände vors Gesicht schlug und eine Scham Besitz von ihr ergriff, die sie mir nur stockend offenbaren und die ich vorerst nur unzulänglich nachvollziehen konnte. Sie sagte, sie schäme sich für ihre Schwäche und für die übergroße Bedürftigkeit, die sie ihr ganzes Leben wie ein Stück Treibgut an fremde Strände schwemme. Sie schäme sich auch hier vor mir, weil sie so sackschwer an mir hänge.

Nun ist es in der Tat so, dass im realen Leben ein allzu großes Gefälle in der Abhängigkeit erwachsener Menschen voneinander in der Regel zu einem Liebesschwund auf Seiten des unabhängigeren führt und ein anklammerndes Verhalten eher mit Entzug als mit Bestätigung der Zuneigung beantwortet wird. Anders ist es in der therapeutischen Realität. Indem wir nach den Gründen des Abhängigkeitsstrebens suchen, definieren wir es bereits als ein biographisch erworbenes, als ein auf einer frühen Beziehungskonstellation beruhendes Relikt, und wir sehen in dem bedürftigen Wesen vor uns nicht nur einen erwachsenen Menschen, sondern auch ein verlassenes oder missbrauchtes Kind.

Auf der Waldlichtung sah ich die Scham der Erwachsenen, die das bedürftige Gesicht des Kindes verbergen wollte, und ich sagte zur Erwachsenen, dass es sie im Grunde nicht beträfe, und zum Kind sagte ich, dass ich verstehen wolle, warum es sich den Menschen so dinghaft ausgeliefert fühle. Wir näherten uns den sexuellen Schändlichkeiten, die sie erlitten hatte. Sie nahm die Hände, die leicht zitterten, vom Gesicht, sie sah mich tapfer und mit randvoll verletzten Augen an und bestand darauf, auf der Waldlichtung mit mir einen Vertrag zu schließen, dass wir beide, gemeinsam und zusammen, den weiteren Weg beschreiten würden, sie wollte von mir mehr als ein Versprechen, sie wollte einen Vertrag, dass ich sie nicht im Stich und abstürzen ließe, sondern dass ich das Seil von oben standhaft hielte, an dessen anderem Ende sie in den Abgrund zu steigen versuche. Es reichte ihr ein mündlicher Vertrag.

Wir standen vor einem kalten, schwarzen Baggersee. Sie hatte schon immer Angst vor Wasser gehabt. Sie sagte, der Weg führe auf den Grund dieses Sees. Ich versprach ihr, sie am Seil zu halten, auch zurückzuhalten, wenn sie zu ertrinken drohe. Sie machte einen ersten Schritt hinein ins Wasser und rutschte aus, ihre Füße spürten keinen Untergrund mehr, da waren auf einmal hohe glitschige Wände, an denen auch ihre Hände sich nicht halten konnten, es zog sie blitzschnell in die Tiefe, sie geriet in Panik, in Todesangst. Ich zog sie heraus. Ich hatte nicht ahnen können, dass sie dem Trauma beim ersten Schritt entgegensausen würde. Wir mussten umfangreiche Sicherheitsvorkehrungen treffen.

Vom Ufer aus bauten wir eine Plattform weit in den See hinaus. Sie überprüfte, ob ich einen festen Stand hatte.

Ich wickelte das Seil mehrmals um meinen Körper, ließ es dann lose durch die Hände laufen, und sie wand sich das andere Ende um ihren Körper. Wir konstruierten eine teleskopartige Vorrichtung, mit der ich vom Ufer aus zeitgleich sehen konnte, was ihre Augen sahen. Ich begriff, dass die Verbindung zu mir das Allerwichtigste war und nicht genug gesichert werden konnte. Dann ging sie bis zum Rand der Plattform, und weil sie es sah, sah auch ich, dass es da eine Eisentreppe gab, die zu einer tiefergelegenen Plattform führte, welche wiederum mit einer Treppe hinunter zu einer nächsten und übernächsten führte. Wie froh war ich, dass sich die Möglichkeit eines gestuften Absteigens aufgetan hatte. Sie hielt sich am Treppengeländer und stieg die erste Stufe hinunter, dann die zweite, die dritte. Das Wasser war kalt und schwarz. Ihre Beine gaben nach, sie hatte Angst, sie müsse sich erbrechen. Ich holte sie zurück an die Oberfläche.

In der nächsten Sitzung stieg sie erneut ins Wasser, konnte nun langsam, Plattform für Plattform in die Tiefe tauchen, die feuchten Wände verengten sich immer mehr, sie berührte sie schon mit ihren Schultern, es grauste sie. Dann war sie an der engsten Stelle angelangt. Dort lag etwas in nassen Tüchern. Sie schrie auf, ein dreckstarrendes Lumpenbündel, das etwas enthielt, was sie auf keinen Fall ansehen wollte. Neben dem Bündel lag ein Brotmesser, der gezackte Stahl glänzte im Wasser. Ich musste sie schnell an die Oberfläche ziehen. Sie erzählte nicht viel.

Einige Bilder und Geräusche. Ein dicker roter Penis. Sein Atem. Ein Hund. Der Hund bellte immer noch. Die Mutter schlug immer klatschend ins Gesicht.

Sie wollte, sie wäre nie geboren worden, versteifte sich vor Selbsthass. Wir fanden einen klitzekleinen Ort, an dem sie lebendig sein, an dem ihre Finger und Zehen beweglich bleiben konnten. Sie fragte, ob das genüge. Ja, sagte ich, das genügt.

Sie bat jetzt darum, mir zwischen unseren Therapiesitzungen schreiben zu dürfen, und befürchtete zugleich, es sei eine Belastung für mich. Nein, sagte ich, nicht, wenn sie keine Antwortbriefe von mir erwarte. Nichts war mir zu viel, ihre verschmelzende Nähe nicht und auch nicht ihre Briefe, von denen sie mir in den letzten Monaten über hundert schrieb. Für das Opfer, das ich ihr gebracht hatte, war ich längst reich beschenkt worden. Auf eine wunderbare Weise fühlte ich mich vollkommen bedürfnislos und empfand es als eine mich selbst entgrenzende Freiheit, ihrem Sterbeprozess dienen zu dürfen. Immer öfter fielen Karten mit Wolkenmotiven aus den Briefen, wenn ich sie auseinanderfaltete. «Am blauen Himmel schwebend, dahingleitend, unsere Wolke ganz leise und leicht, und auf ihr wir beide zusammen», solche und ähnliche Worte las ich auf der Rückseite.

Der Himmel wurde ihr liebstes Bild. Er war weit und offen. Er bot Platz für sie und mich und das Lumpenbündel, das sie nie auspackte. Wir legten das namenlos Verhüllte, das sich nicht bewegte und nichts brauchte, nieder. Den Himmel erreichten wir in jeder neuen Sitzung über eine Leiter, die bis zu den Wolken reichte. Die körperlichen Schmerzen, die Erde mit ihren fremden Kontinenten wurden kleiner und kleiner unter uns. Sie konnte so intensiv imaginieren, dass es in jeder Sitzung gelang, sich loszulösen von aller realen Enge, auch vom Gefängnis ihrer Schmerzen. Mein Himmel war es zu sehen, wie sie jedes Mal, versunken in ihre Liebe, schmerzfrei wurde. Sie suchte und ich schenkte ihr meinen Blick, in dessen Geborgenheit sie die Wolke erreichte, auf der nichts mehr weh tat, nichts anstrengend war, wo sie über nichts nachdenken musste, auf der sie das Einzige sein durfte, was sie wollte: eins mit mir sein. Uns an den Händen haltend, schwebten wir in der Unendlichkeit, Cello-Klänge und Verdi-Chöre erfüllten den Himmel.

Wie würde der Abschied von mir sein? Nur was sie sich vorstellen konnte, war real. Wir warteten und gewiss nicht ungeduldig, dass ein Bild auftauchte. Dann, in einer bestimmten Sitzung, sah sie zum ersten Mal die Öffnung eines Tunnels, und sie wusste, dass sie dort allein hineingehen würde. Der Tunnel war noch sehr weit von uns entfernt, aber er gehörte von jetzt an zur Himmelsausstattung. Wenn sie aufhörte zu atmen, dann würde sie auf geradem Weg in den Tunnel gehen.

Der Körper wurde außerhalb ihrer Imaginationen immer schwerer, es brauchte Kraft, ihn zum Aufstehen zu bringen, die Beine konnten die Last kaum noch tragen, die Füße sich nur schleppend vom Boden heben. Selbst der Kraftstrom ihrer Liebe wurde zu einer Überforderung für den Organismus, es wurde ihr schwindlig davon, sodass ich ihr half, auch wenn sie es bedauerte, die Intensität ihrer Emotionen zu reduzieren. Sie lebte nur noch dank regelmäßiger Bluttransfusionen.

Für die gegen den Tunnel hin schlimmer werdenden organischen Zustände, wenn Atemnot und Panik sie von der himmlischen Wolke auf die Erde zurückstießen, brauchte sie ein neues Bild. Nicht mehr die Weite des Himmels, in der wir uns tanzend an den Händen hielten, sondern eine Hülle, die uns beide ganz fest umschloss, in der wir zum ersten Mal Körper an Körper lagen. Die letzte irdische Nähe hatte sie sich intuitiv bis zum Schluss aufgespart. Tag und Traum gingen ineinander über. Nach langer Wanderung kehrten wir in einer Herberge ein und lagen zärtlich beieinander auf einem Bett. Alles in mir war einverstanden, dass sie glücklich sterben durfte. Sie imaginierte, sie flüsterte, sie träumte.

Als sie ihren Atem ausgehaucht hatte, verharrte ich benommen vor dem Tunnel, durch dessen Eingang sie soeben gegangen war. Dann stand ich langsam auf und ging aus dem Zimmer, ging Schritt für Schritt zum Bahnhof und fuhr nach Hause. Erst jetzt bemerkte ich meine Erschöpfung über die langen Monate, in denen andere Augen sich brennend, glühend, glimmend und schließlich verlöschend in meine versenkt hatten. Ich war einverstanden mit allem und sehr müde, so müde, wie ein Engel es niemals gewesen wäre.

Nachbemerkung

Bei Fallgeschichten stellt sich die Frage, wie wirklichkeitsgetreu sie sind. Meine Geschichten sind im Ansatz wahr, weil mich nur die Wirklichkeit zum Erzählen anregt, doch alles Weitere ist bearbeitet und gestaltet. Dass ich die Daten so verändert habe, dass keine Person erkennbar ist, ist nur ein Aspekt dessen, was von der Wirklichkeit abweicht.

Grundsätzlich kann nicht wirklichkeitsgetreu sein, dass der Stoff des Lebens sich in Geschichten niederschlägt. Auch sogenannt wahre Geschichten sind immer eine Bearbeitung der Wirklichkeit, indem sie diese auf ihre narrative Tauglichkeit hin selektieren. Meine Texte sind in diesem Sinn dem Geschichtenerzählen verpflichtet und haben nur bedingt den Ehrgeiz, die psychoonkologische Fachliteratur zu bereichern.

Ich erzähle Geschichten von den Lebensrändern, weil ich Psychoonkologin bin. Wäre ich Lehrerin, würde ich Schulgeschichten erzählen. Ich habe nicht die Wahl, keine Krebsgeschichten zu erleben, auch nicht die Wahl, sie unformuliert zu lassen, denn seit ich Menschen begegne – von denen ich mir selbst einer bin –, denke ich in Geschichten. Und seit ich mich erinnern kann, frage ich nach dem Wie. Geschichten sind das Gegenteil von Reportage, Analyse und Diskurs. Sie sind, wie sie sind, weil jemand sie so und nicht anders erzählen wollte. Es gibt Geschichten, die man über sich selbst erzählt, und solche, die man über andere erzählt. Beides kann gelingen oder nicht. Man kann Geschichten über sich selbst erzählen, die man besser nicht oder nicht so erzählt hätte, und es gibt Geschichten über andere, auf die das Gleiche zutrifft. Dies hier ist das Wagnis, aus der Psychoonkologie auf eine sehr persönliche Weise zu berichten, und mehr als irgendjemanden sonst werden die Texte vor allem mich selbst sowohl bedecken wie entblößen.

Die wichtigste Auflage, unter der ich berichte, ist die, dass es nicht um Informationen über andere geht, sondern darum, wie ich einen anderen so zu sehen versuche, dass sich ein möglichst zwingender Sinn einstellt. Es gibt ja keine Wahrheit über das Wesen eines Menschen oder über seine Lebensgeschichte, sondern nur Wahrnehmungen, die ein Mensch über einen anderen hat; und hinzufügen muss man, dass ein Mensch, der etwas von der Wahrheit eines anderen erfahren zu haben glaubt, nur das erfahren hat, was sich im Kontakt mit ihm selbst, dem Beobachter, enthüllt hat. Anders ist es auch nicht in meinen psychoonkologischen Kontakten. Ich kenne die Menschen, mit denen ich arbeite, nur als diejenigen, die sie bei mir sind. Die therapeutischen Geschichten werden von den Wechselwirkungen zwischen einer Patientin und mir hervorgebracht. Wäre die Patientin bei einer anderen Therapeutin, würde eine andere Geschichte entstehen, die ebenso den Anspruch erheben dürfte, stimmig zu sein.

Welcher Aspekt innerhalb einer Therapiesituation mich zum Erzählen verführt, davon werde ich jeweils selbst überrascht. Die Geschichte ist da, bevor ich über sie nachdenken kann. Immer wurzelt sie in einem persönlichen Erleben, immer bin ich für einen kurzen oder langen Moment umhüllt oder durchbohrt von Zweisamkeit und kann mich nur in Worten fassen. Doch so bedeutungsvoll eine Begegnung gewesen sein mag, nie ist sie so rein und schlackenlos wie das im Nachhinein Verdichtete und Akzentuierte. Deshalb erzähle ich mir selbst, erzähle ich anderen Geschichten, um den Wucherungen der Realität eine erträgliche, manchmal auch kühne Ordnung entgegenzusetzen.

Eine Geschichte ist auf Reduktion angewiesen. Aus dem Total eines Lebens oder einer Lebenssituation wird ein einzelner Aspekt isoliert und dramatisiert. Es gibt einen vom Erzähler willkürlich gesetzten Kern, um den sie kreist, um den herum sie einen Spannungsbogen aufbaut, der in Richtung eines Höhepunkts ansteigt und danach wieder absinkt. Je spannender dieser Bogen ist, desto mehr entsteht der Eindruck einer einmaligen unerhörten Begebenheit. In den vorliegenden Texten werden die Begegnungen mit meinen PatientInnen auf den von mir favorisierten Aspekt hin verkürzt. Auch dort verlassen die Texte jede Wirklichkeitstreue gegenüber dem Ganzen, was ich mit ihnen geteilt habe. Die Therapien waren nicht so, wie die Geschichten sind. Sie waren sowohl weniger als auch mehr.

Manche Menschen erzählen Begebenheiten über andere im Angesicht eigener Tränen. Meine Geschichten, so kommt es mir manchmal vor, sind die Tränen, über die ich nicht verfüge. Vielleicht ist es ja überhaupt so, dass ein Teil von mir sich gegenüber dem, was ich seit vielen Jahren in der Onkologie erlebe, in unverlierbare Geschichten rettet.

Danksagung

Mein Dank geht an den Chefarzt Onkologie/Hämatologie am Kantonspital Aarau (KSA), Herrn Dr. Martin Wernli. Ohne ihn wäre dieses Buch nicht entstanden. Durch die Vorträge, die ich im KSA hielt, lernte er meine Art, über Psychoonkologie zu sprechen, kennen, und Jahr für Jahr regte er an, mich damit an eine breitere Öffentlichkeit zu wenden. Es dauerte fast bis zu meiner Pensionierung, bis ich ihm diese Textsammlung vorlegen konnte. Was er zu dem Ergebnis sagte, hat mir den Mut gegeben, mich mit den Texten wirklich hinauszuwagen.

Der andere Mensch, dem ich von Herzen danke, ist Bea Oberholzer Munzinger. Ohne ihre germanistisch geschulte Beurteilung meiner Texte hätte ich dieselben nie in die Öffentlichkeit entlassen. Auch nicht ohne ihre tiefe Freundschaft in allen Dingen.

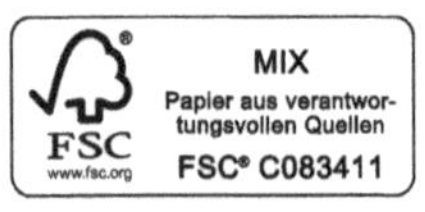

Das für dieses Buch verwendete Papier ist FSC®-zertifiziert.